U0551071

Heal Your Nervous System

The 5-Stage Plan to Reverse Nervous System Dysregulation

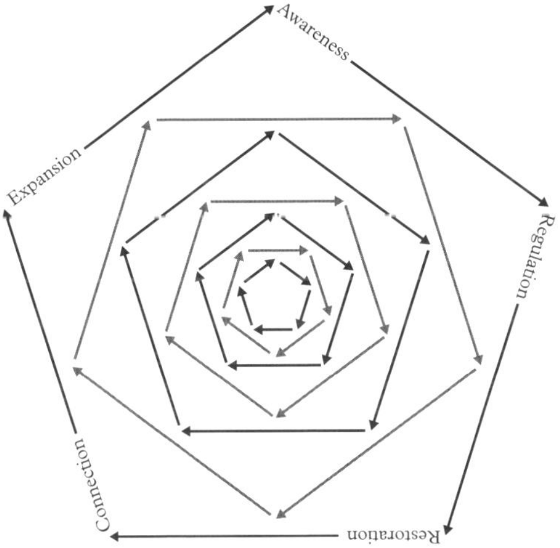

向內修復

［五階段］神經系統療癒計畫

從根源告別內耗，建立穩定身心

Dr. Linnea Passaler

林妮雅・帕莎勒——著　聞若婷——譯

獻給我的孩子：Anais、Lelia、Amal、Ariel ——

期盼此書有所貢獻，

讓更多人擁有穩定的神經系統，

而你們與所有孩子都能生活在更加健全的世界。

目錄

前言

神經系統調節指南：助你舒緩身心症狀，重新擁有活力

當你感到不適時，是否對自己體內的運作狀況感到困惑？或許你正陷在焦慮、疲倦以及某些怪異症狀不知道該如何緩解的迴圈裡，顯然你的身體並未處於最佳狀態。你不懂為什麼會這樣，也沒人向你提出言簡意賅的解釋，讓你知道究竟發生了什麼事。更糟的是，你找不到真正有效的解決辦法，能讓自己感覺舒適一點。

我也曾經迷失在這種混亂中，直到某天收到一封出乎意料的電子郵件，因此改變一切。當時我的人生漸漸失控，對此也拿不出任何辦法。我的生理健康每況愈下，皮膚出現紅疹，那是酒糟性皮膚炎（rosacea，俗稱玫瑰斑）的第一個警訊；此外我時常肚子痛，後來確診是罹患腸激躁症（ＩＢＳ）。我的情緒狀態比生理狀態更糟——出現高功能焦慮症（high-functioning anxiety）的徵兆，感覺腸胃翻攪、胸悶，並時時處於恐慌中……身為忙碌的口腔外科醫師兼數位醫療（digital health）新創公司的執行長，我很輕易地將那些不適歸因於工作壓力，而不當一回事。但我隱約知道沒這麼單純。

有天我正要去開會，走出地鐵站後跨越一座荒涼的天橋。那是灰濛濛的冬季午後，看起來快下雨了。舉目所及，連同我整個內心世界都死氣沉沉。這時候我滑開手機，看見了收件匣裡那封將扭轉一切的信：傑瑞．科隆納（Jerry Colonna）寫的一篇部落格文章，他是教練暨領導力發展公司 Reboot 的共同創辦人，而這篇文章講的是備受崇敬的禪修大師密勒日巴（Milarepa）的故事，說他學會面對自己的心魔，而不是將它們趕走。

有一天，密勒日巴外出撿拾柴火，返回所住的山頂洞穴時，發現洞穴裡出現糟糕的意外：一群凶猛可怕的魔鬼占據了他的家。密勒日巴又怒又懼，馬上想要趕走它們，但它們似乎不以為意。事實上，魔鬼反而更加安適地在他的洞穴裡賴著不走。

密勒日巴決定換個方法，因為他現在的計畫根本沒用！既然趕不走它們，也許它們願意聆聽他講禪，並自行離開。因此他坐到一塊大石頭上，開始教授它們仁慈、憐憫和人生無常的種種道理。講了一會兒後，他停了下來，並察看魔鬼的反應。它們都盯著他瞧，但沒有誰想離開或示弱。

這時密勒日巴醒悟：既然魔鬼不會消失，也許是他該向它們學習一些事。他凝視每個魔鬼的眼睛，鞠躬說道：「看來我們要一起待在這裡了，你們有任何想要教我的事，我都虛心受教。」

突然間，所有魔鬼都不見了，只剩下最龐大、最駭人的那個魔鬼還在。密勒日巴再加把勁，他走向前，將自己整個人交由魔鬼處置。「你若想吃掉我，就吃吧。」密勒日巴說，同時伸頭靠近魔鬼的血盆大口。恐怖的怪物立刻對他一鞠躬，然後也消失了。

正如同密勒日巴，我的人生也充滿心魔。我愈努力對抗它們，它們似乎變得愈強大。讀完密勒日巴的故事，我才醒悟到自己需要改變作法。我不該試圖消除自己的心魔，而必須學著接納這些我不太喜歡或是不太理解的部分，因為它們都等於我。

我心想：若我不再對抗心魔，而是放下防備心，謙卑地承認它們就是存在呢？這些心魔是否能助我理解，為何我會焦慮、過勞以及出現各種生理症狀？因此我做出承諾。我決定不再逃避，不再試圖導正一切，我要承認與接納令我畏懼的那部分自我。我不再努力消滅心魔，反而朝它們走去，說：「你若想吃掉我，就吃吧。」改換視角並展現勇氣與接納，是我療癒自己失調的神經系統的第一步。

這只是開始，之後還得邁出很多步，才能走完漫長而艱鉅的旅程。隨著時間累積，這趟旅程引領我改善健康、安定心靈，最終扛下重責大任，力圖幫助他人度過類似困境。這項新任務促使我建立一個社團，接納正進行類似苦旅的人。我根據療癒過程中，自己及許多人都覺得很有效的神經系統綜合療法，將這個社團取名為「治癒你的神經系統」（Heal Your Nervous System）。

現今，我們的成員來自世界各地，他們都勇敢地面對個人心魔，努力治癒神經系統失調的問題。他們發現這種療法不僅止於舒緩困擾的症狀，還能引領他們擁有更滿足的人生。

我已鑽研神經系統失調多年，見過幾千名「治癒你的神經系統」成員，原本承受慢性焦慮、疲倦、過勞與耗弱之苦，到後來則感到相當程度的平靜、自信、強韌以及精力充沛。隨著神經系統有了更好的調節力，他們漸漸覺得不論與自己或身邊的人相處，都更加輕鬆自在。他們通常會更有自信，能夠應付生活中必然存在的各種壓力源，甚至會自然而然地想拉別人　把。除此之外，成功逆轉神經系統失調的人，會發現他們的生理症狀，例如自體免疫性疾病、腸躁症、酒糟性皮膚炎、慢性疲勞等，很多都獲得舒緩，不再嚴重干擾他們的日常生活。

許多找上我們社團的人，都揹著一長串難受的病症，而傳統醫療體系的療效不彰。有的人長期處於亢奮狀態無法脫離，焦慮和擔憂總是像背後靈，讓他們無法專心思考其他事。有的人則是長期擺脫不了委靡狀態，他們可能經常有疏離感，彷彿只是過一天算一天，人生既沒有目標也沒有意義。還有些人是被診斷出生理疾病後找上我們，例如自體免疫性疾病、腸激躁症、姿勢性心搏過速症候群（POTS）以及酒糟性皮膚炎。

儘管促使某人與我們聯絡的具體困擾和疾病各不相同，但大家都有一個重要的共同點。在這些形形色色的症狀下，藏著一個根本原因：神經系統失調，這讓神經系統遇上壓力源時無法隨機應變。

我在規劃這本書時，目的是提供有效而實用的指引，讓讀者能用來療癒神經系統、舒緩症狀，並重新感到擁有自主權、韌性和活力。我在本書提出一些有科學基礎的解決方法，且設定為與正規醫療雙管齊下——而非取代正規醫療。我也與讀者分享豐富的經驗，那是我們「治癒你的神經系統」執行團隊經由指導數千名成員，有效治癒及逆轉神經系統失調相關症狀，所累積而來的。

第一到四章，我會帶你認識我們將共同探索的領域，解釋神經系統失調代表什麼，以及如何評估你的神經系統狀態。與你可能接觸過的療法相比，我在本書提供的療法截然不同，且範圍更廣。因此我會解釋這種廣泛而深入的策略，為何是治癒神經系統失調所必需的，接著介紹「神經系統健康四大梁柱」這項綜合療法的架構。

掌握基本情況後，你將學到有哪些主要因素可能造成你的失調，以及該如何與之抗衡並且逆轉。

還將探究你的神經系統對什麼事物特別敏感、對壓力的自然反應以及你的恐懼系統。你或許會想直接翻到解決方法的章節，但是先透徹理解你的神經系統，再繼續往下走，這一點非常重要。掌握神經系統的基本知識，能讓你更清楚療癒過程的每個階段都在幹嘛，這樣你的前進之路，才會是一片坦途。

接下來的第五到十一章，我會為你指出一條治癒神經系統失調的明路，稱為「五階段計畫」。有很多小練習能幫助你的神經系統，但假如時機點不正確，可能效果不彰、效率低落，甚至有弊無利。我的經驗是，只要遵循特定順序，使用者就能事半功倍。

第一階段「覺察」：你要運用前面學到的知識，辨認你的神經系統內每時每刻各發生了什麼事。

第二階段「調節」：你會學到一些簡短的生理介入手段，藉此改變當下的感受，並轉換為較放鬆的狀態。很多人覺得這個階段賦予他們能夠掌控身體和情緒的新感覺，這種感覺令人安心暢快。

第三階段「修復」：關注的重點在於弄清楚失調的根源，並對付它。我會教你該怎麼撼動最底層的慣性或模式，阻止它持續打亂你的神經系統。

第四階段「連結」：現在你的神經系統較為穩定了，該幫助它更上一層樓。良好的神經系統能夠與他人、大自然、美以及意義感產生深入連結。我將在此階段引導你，設法與身邊的人及世界培養出深刻的連結感。

第五階段「擴展」：我會引導你如何駕馭已經調節良好的神經系統，以發揮力量。還會教你該怎麼刻意利用壓力，並搭配敬畏（awe）的體驗，來擴展你的強烈感受力和活力。

最後的第十二和十三章將總結所有內容。我已盡我所能將這本書寫得實用又易用：真希望自己在進行療癒之旅時，就能得到這種明晰又具體的指引。我們的社團成員，以及無數人仰賴這些指引度過每一天。我由衷希望這本書也能帶給你同樣珍貴的支援。

第 1 章

你的療癒之旅缺了一塊：失調的神經系統

不論是你喜愛的網紅或某位專科醫師，他們建議的治療方法，大多未能解決那些讓我們受苦的深層原因。若是你在現代醫療系統中打滾過，大概能體會它是多麼各行其是：耳鼻喉科是A醫師；口腔是B醫師；消化問題找C醫師；心理問題又得找D醫師。儘管這種訴諸專科的醫療方式有其優點，卻讓人很難領悟到一件事，就是：不論是你的感受與行為或身體某部位的症狀，很多都有共同的根源。專科療法可能幫助你各別處理每種症狀，卻可能遺漏更大的問題，就像在花園除草時，若只扯掉葉片而留下根，野草勢必會春風吹又生。

舉例來說，你或許有以下困擾：

- 焦慮（慮病症、高功能焦慮症、社交焦慮……）
- 自體免疫性疾病
- 過勞
- 慢性疲勞症候群和纖維肌痛（fibromyalgia）
- 慢性疼痛
- 人格解體障礙（depersonalization）、現實解體障礙（derealization）以及解離症（dissociation）
- 極度敏感和感官超負荷
- 功能性神經症狀障礙
- 失眠和睡眠焦慮
- 腸激躁症

- 多發性不明原因食物過敏或化學敏感
- 肩頸僵硬
- 恐慌發作、各種恐懼症
- 姿勢性心搏過速症候群
- 後病毒症候群，例如長新冠
- 酒糟性皮膚炎、濕疹以及其他壓力引起的皮膚症狀
- 壓力和焦慮引起的腸胃不適（反胃、嘔吐、便祕）
- 壓力引起的脫髮
- 顳顎關節（ＴＭＪ）疼痛與緊咬牙齒
- 其他慢性身心症狀

從廣泛的不適、每天都無精打采、腸激躁症到慢性疲勞等形形色色的症狀，其根本問題，都在於：你的神經系統失調了。

調節良好與失調的差異

神經系統是由神經與細胞組成的精密網絡，負責與體內所有其他系統溝通，告訴它們遇到不同狀

況時該如何回應。想像一下，你剛起床，看了下手機，突然驚覺設定的鬧鈴沒響。你知道自己必須立刻趕去上班，否則就會遲到了，同時感受到腹部有種往下沉的感覺。你的神經系統幾乎是瞬間就整合了所有資訊，並讓體內各系統知道該怎麼辦。

它將壓力荷爾蒙送往你的腸子和免疫系統，叫它們停下正在做的所有事，因為你需要將所有能量都用來走出門外。它也示意你的心臟跳得更快，要你的肝臟和肌肉汲取更多能量，要你的細胞準備製造更多能量，讓你能快速動作。神經系統發送訊號給你的思考程序，要其專注在快速準備好出門，或許也包括修正你的鬧鐘，以免慘事重演。它或許也會改變你的情緒，讓你感覺緊急，以免突然忘了自己在趕時間，開始滑手機或是打電話跟老媽聊天。

不論你是趕著上班、與另一半悠閒共處或是熟睡，你的神經系統永遠都在蒐集周遭環境的資訊，並且與體內所有其他系統交流。體內所有系統都仰賴神經系統，例如消化、荷爾蒙調節以及免疫系統，因此假如神經系統異常，你許多方面的健康都可能同時受影響。

由於神經系統對整體健康攸關重大，你或許會假設高壓狀況對健康有害。但高壓狀況並不是問題，甚至可能有益健康。當神經系統處於調節良好的狀態，它能遊刃有餘地回應壓力，不會讓高壓狀況成為你的健康殺手。它像是受到壓力就會彎折的羊齒草，因具有韌性，所以能迅速回復原狀。調節良好的神經系統承受壓力後，也能相對快速地回到基本的平靜狀態，這種韌性使神經系統在應付壓力之餘，不致於耗弱或失調，而是在體內維持著讓其他所有系統運作順暢的環境。

調節良好的神經系統能回應任何壓力，包括突然聽到巨大噪音這類強烈而小型壓力，以及上司交辦太多工作的長期壓力。它也能同樣靈活地回應像是不歡而散分手帶來的心理壓力，以及病毒感染產生的生理壓力，不斷加重回應的力道，直到壓力源消失，再將回應力道減弱到自然放鬆的基準線。

另一方面，「失調」的神經系統喪失了原本對壓力靈活反應的能力。它卡住了。如果神經系統失調，它可能長時間卡在慢性活躍的狀態，而沒有足夠的時間休養生息。你可能隨時都感到焦慮，彷彿永遠都有什麼事出錯，而你始終不能徹底放鬆。它也可能卡在過勞或封閉狀態，令你感到極度疲憊、沮喪或不在乎任何事。失調的神經系統經常會在這些狀態間循環，你感覺自己陷入焦慮和疲憊的無限迴圈。

長此以往，失調的神經系統會令體內其他系統累積損害。儘管調節良好的神經系統在高壓狀態中度過一段時間後，會回復到低壓力狀態的基準線，失調的神經系統卻會卡在高壓力狀態中，無法回到基準線。維護身體各方面健康的許多重要機制，都需要你回到低壓力狀態才能運作。譬如說，當處於極低壓力狀態（如熟睡）時，受損的細胞會得到修復，或是替換為新細胞，大腦會排出廢棄物質，免疫系統也會追殺細菌。如果你的神經系統失調，卡在回應高壓力狀態，你的身體就沒有足夠時間來進行這些重要的修復機制。

神經系統所累積的損害，和始終撥不出時間做家事和維修房屋的狀況很類似。就好像有時候你實在忙到沒空丟垃圾、打掃以及打電話找水電工換掉那根漏水的水管。這時候你會想，沒關係——丟垃圾是最迫切的一項，所以現在就做吧！等下週末再打電話找水電工就好。但要是每個星期都重複這個模式，水管漏水就會成為心腹大患。水會愈漏愈多，最後積在地上的水窪會害你的木地板腐爛，黴菌也開始孳生。與此類似，神經系統失調時，身體就沒空進行必需的各種維護和修復工作，最終會導致疾病和不適。

身體天生具有韌性，不必每分每秒都發揮頂尖效能，也能維持良好健康，但如果你的神經系統失調太久，日積月累的損害終究會造成焦慮、憂鬱、過勞等症狀，以及慢性健康問題。

在本書裡，我將引導你徹底了解，要怎麼運用結構井然的「五階段計畫」治癒失調的神經系統，讓它恢復正常。依循這項計畫，你能讓神經系統在回應時重拾韌性，一旦面臨壓力，能用更輕鬆且優雅的方式回應。此外，神經系統恢復良好調節能力後，你的身體終於能獲得需要的餘暇，在平靜狀態下修復身體系統內所有累積的損害。這能大幅度改善慢性問題，提振情緒和活力。你終於能回到良好的調節狀態。

治癒失調，並不是要取代與醫生的配合，你仍需要與醫師一起共同治療任何一種疾病或做出臨床診斷。當我出現神經系統失調時，最主要的生理症狀是名為酒糟性皮膚炎的皮膚狀況，但我仍然必須找到良醫來治我的皮膚病，而醫生給了我很重要的治療，控制住酒糟性皮膚炎的火紅斑塊。但假如我沒把失調的神經系統也治好，酒糟性皮膚炎就會捲土重來，不然就是會冒出新的症狀。如果你的症狀根本原因出在失調，那麼治標不治本只會讓你短暫鬆一口氣。

你要做的下一步，是開始了解神經系統失調，可能對你的健康和症狀造成多大影響。你或許會訝異地發現，很多你以為只是你個人特質的事情，其實都是神經系統失調的症狀，而你，不必再忍受它。

你的神經系統失調了嗎？

迄今為止，尚未有任何有效辨識神經系統失調的綜合評估法，受到科學研究的認可。同樣地，也沒有任何測試或自我評估法，能真正掌握你的完整人格特質，或是完美描述你目前的處境。然而，良好的評估有助於你對體內的現況增加一些了解。儘管它無法讓你掌握全部資訊，而且也許你隔天又有了變化，評估法仍然能發揮很好的作用，讓你大致知道自己目前的狀況。

為了幫助你評估神經系統失調的程度，我發明了一項自我評估工具（見下頁），能幫你了解神經系統失調影響生活的程度。這個自我評估工具結合了其他經過驗證的評估法的某些部分，讓你對神經系統失調如何呈現在健康狀態中有個大致概念。

且將它視為一張照片、一個時間點，它標記出你現在的神經系統失調落在什麼位置：在你療癒之旅的起點。若你想要這項評估法的網路版，以及其他能為你建構個人神經系統狀態全貌的自我評估工具，可參考本書的網路資源：healyournervoussystem.com/book。

小練習

神經系統評估量表

要做這項評估時，請準備紙筆，或是打開手機的記事本軟體。以下六個項目，請寫下**每一項對你生活的影響程度**，分數為一到五分，一分表示它對你的生活完全沒有影響，三分表示有中度影響，五分表示劇烈影響你的生活。

	1分	2分	3分	4分	5分
1. 感到耗弱					
2. 感到煩躁、憤怒、易於受挫					
3. 睡眠障礙：難以入睡、睡眠中斷、睡眠不足、睡眠過長					
4. 感到更強烈的警覺、焦慮					
5. 感到疏離或缺乏情緒					
6. 很難維持長久且愉快的人際關係					

以下八個項目，請寫下**每一項對你造成的壓力程度**（**源於你對它的敏感程度**），分數同樣是一到五分，一分表示它對你的生活完全沒有影響，三分表示有中度影響，五分則表示劇烈影響你的生活。

	1分	2分	3分	4分	5分
7. 聲響					
8. 氣味					
9. 容易感到熱或冷					
10. 某些食物的口感					
11. 擦在皮膚上的乳霜或乳液					
12. 光線、對比、鏡中反射					
13. 摸到泥土、黏膠或油漆					
14. 高領上衣、緊身衣物或皮帶、鬆緊帶褲頭、衣物的質料和標籤					

以下七個項目，請同樣用一到五分評分，寫下**每一種狀況符合你的程度。**

	1分	2分	3分	4分	5分
15. 肩頸肌肉痠痛					
16. 背痛					
17. 頭痛					
18. 顎部緊繃，牙齒咬緊					
19. 慢性疼痛					
20. 皮膚狀況					
21. 腸躁、胃部不適					

現在算出總分：　　　分

判讀你的分數

─輕度失調：三十四分以下─

如果你的總分低於三十四分，表示神經系統調節良好，或只有輕度失調。

若屬於輕度失調，你會注意到你的活力並非從早到晚都很平衡，或可能無法一覺到天明，尤其包括無法得到充足的深度睡眠。儘管輕度失調在每個人身上顯現的狀況不同，仍可能會有一些共同的生理症狀，例如偶爾消化不良、顎部緊繃或睡覺時磨牙。也許你在想要放鬆時，大腦仍然停不下來，也會容易有挫折感或疏離感。整體而言，你大概仍然能過著如常的生活，與周遭的人相比，你會覺得自己很正常，因為現代社會中，輕度失調極為普遍。

為時短暫的壓力並不是失調。調節良好的神經系統經歷短暫的壓力，是完全正常的事。因此，假如你的症狀只持續了幾天或幾週，或是在極少數案例中是持續幾個月，但並未令你非常難受，表示你的神經系統只是處於暫時性的高壓狀態，並未失調。一旦度過這段緊張時期，神經系統就會自然回到較放鬆的狀態，身體也能夠清除這段緊張時期造成的任何短期損害。

然而，如果你的症狀持續超過幾週或幾個月，神經系統很可能就是輕度失調。即使你覺得目前症狀尚可接受，若是不介入且讓神經系統恢復調節，失調情況將逐漸惡化。現在正適合利用這本書，展開「逆轉神經系統失調的五階段計畫」，緩解目前的症狀，開始療癒失調可能造成的傷害，並阻止傷害持續累積。

中度失調：三十四分至六十七分

如果你的總分介於三十四到六十七分之間，你的神經系統很可能處於中度失調的狀態。神經系統失調的症狀因人而異，但中度失調者往往會睡不著或睡不久，於是白天感覺疲憊又焦慮。你的情緒世界可能崎嶇到寸步難行，經常感覺受夠了！可能你經常因生活中的壓力而耗弱，需要花很多時間獨處或是與提供你安全感的人共處，才能撐過每一天。

中度失調者多半有顯著的生理症狀，可能的表現是身體發炎和感到緊繃。你身體某些部位可能有驅不散的緊繃而導致慢性疼痛，例如肩膀或背部。而在中度失調時，發炎可能造成至少一種可診斷的病症，例如類風濕性關節炎、腸激躁症或憂鬱症。除此之外，你還會發現某些感官刺激對你來說特別壓迫或不適，例如很大的噪音或日光燈光線。

如果你屬於神經系統中度失調，這本書將對你很有幫助。你會學到自己是怎麼陷入這種處境，以及該如何與敏感度合作，把弱點轉化為喜悅與意義的來源。「逆轉神經系統失調的五階段計畫」會幫助你找到新的基準線，你在那個基準線能終於感到療癒和放鬆。

重度失調：六十七分以上

如果你的總分超過六十七分，你的神經系統可能屬於重度失調。

對你來說，撐過每一天都很艱難，光是完成日常事務都往往快要超出極限。你或許已被診斷出至少一項臨床病症，可能也正與醫師或心理師共同努力照護各種健康問題。你也許已掙扎多年，甚至是大半的人生只求能感覺正常一點。

一夜好眠或許是奢求甚至奢望，面對其他人似乎不當一回事的任務，對你來說經常是無法招架的難題，就算尚可應付，也往往伴隨著心情低落，或感覺麻木疏離。雪上加霜的是，你的神經系統也許已切換到「感覺防禦」（sensory defensiveness）模式，而許多種感官刺激，都會加劇你的壓力或缺乏安全感。特定種類的光線、過大或刺耳的聲響以及某些材質，都會加重你神經系統的負擔，讓你更不舒服。

如果你重度失調，你可能承受嚴峻的折磨。我寫這本書就是為了幫助你。你在療癒之旅中可能特別容易感到耗弱，所以一步一步慢慢來吧。

在接下來幾章，我將幫助你了解敏感是怎麼運作的，並讓它成為療癒之旅以及日常生活中的盟友。你會理解造成現在狀態背後的科學原理，以及先前各種治療為什麼都沒用。更重要的是，我會陪你走過「逆轉神經系統失調的五階段計畫」，讓你的苦難成為過去式。你將對自己的身體和健康，以及生俱來能慷慨與他人分享的天賦充滿信心。

失調的表現形態

剛才做的神經系統失調自我評估，題目分成三大類，呼應著生活中你最可能察覺失調徵兆的三個區塊：**情緒**、**感覺**與**生理**。由於失調表現出來的症狀因人而異，請仔細留意你三大區塊中的分數走向變化，能讓你觀察身體如何處理失調以及症狀傾向於表現在哪方面，有一些基本概念。有些人只在一或兩個區塊中分數較高，有些人三個區塊的分數都很高。

表現在「**情緒區塊**」的症狀，包括經常感覺耗弱、疏離，以及你的思維彷彿一直在奔馳，就算你想放鬆它都停不下來。情緒區塊與你敏感度的某一方面息息相關，它稱為「高反應力」（high reactivity）。如果你天生就比別人更容易產生強烈情緒，你的失調很可能會表現在這裡。

表現在「**感覺區塊**」的症狀，包括對感官刺激產生壓力反應，例如某些聲響、氣味、冷熱、光線和材質，與感覺防禦有關。我將在第三章說明你可能天生就比別人更敏感，而若是你的神經系統調節良好，這反而是優點。但假如你的神經系統失調，天生的敏感度可能使神經系統切換到防禦模式，會對各式各樣的刺激作出負面反應。

表現在「**生理區塊**」的症狀，包括慢性疼痛、肩頸僵硬、腸躁、頻繁頭痛等，往往與發炎或是身體長時間緊繃有關。如果你的肩膀緊得要命或是下巴繃緊，或許就會在這區塊看到失調的表現了。失調也可能以發炎的形態表現在你的身體，導致消化問題和皮膚問題等症狀，甚至可能造成自體免疫問題或其他形形色色的生理表現。

每個人的旅程都不同，取決於你個人表現出的症狀是什麼，還有你最需要緩解的失調落在哪個區塊，但所有的症狀都是**可以**緩解的。閱讀接下來幾章時，別忘了一併對照你表現出的失調症狀。

神經系統失調的生物機制

體內有諸多元素都可能造成神經系統失調。儘管目前的科學研究還遠稱不上能掌握失調的全貌，但其中幾項最關鍵的因素包括：

- 細胞製造和利用能量的效率。
- 神經系統對各類輸入的敏感度。
- 大腦如何儲存曾經歷過的艱困或不安事件的相關資訊。

粒線體：細胞中的發電機

最新的科學研究陸續發現，每個細胞內的能量，在維護良好調節的神經系統方面扮演著至關重要的角色。每個細胞中負責製造能量的部分稱為「粒線體」（mitochondria），若是粒線體運作順暢，細胞就能在適當時間獲得所需能量。然而，若是粒線體功能異常，例如當細胞中累積了太多稱為「自由基」（free radical）的廢棄物質，粒線體就無法生產足夠的能量供應細胞。而細胞得不到足夠能量，會影響從情緒、荷爾蒙到免疫系統各方面的健全。

神經系統敏感度：身體如何回應刺激

敏感度是另一項重要因素，會影響神經系統如何產生失調，以及失調會引發哪些具體症狀。針對神經系統敏感度的科學研究發現，敏感度是一道光譜，意思是當遇上不同刺激與感覺時，你我的敏感度各不相同。正如同你人格特質的其他部分，敏感度較高有利也有弊。如果你是高敏感人，你可能更善於配合別人的感受，以及察覺藝術、音樂或文學中細微的美學差異。這會為你帶來許多優勢，例如你會是特別體貼的朋友，也可能因此從事藝術或其他創意領域的工作。但是位於敏感度光譜較高的一端有個缺點，就是你更易於神經系統失調。

光是單純釐清自己的敏感度，就是很重要的第一步，讓你提升因擁有高敏感度而帶來的優勢，也減輕它帶來的缺點。我會在第三章深入探討，如何了解自己的敏感度。

大腦處理壓力的機制

另一項影響神經系統失調的重要因素，是你的神經系統如何處理壓力。

你在人生中或許已經歷過一些極為痛苦的事件，導致你的神經系統在回應壓力時較缺乏韌性。小時候，你的神經系統可能未接受訓練，不知道該怎麼靈活回應壓力很大的狀況，之後再順利回復放鬆的基準，這兩種情況都可能導致失調。

然而，神經系統擁有驚人力量，能夠重塑並自我治療壓力所造成的損害。事實上，神經系統隨時都在建立和重組神經元（構成神經系統的細胞）之間的連結，這稱為「神經可塑性」（neuroplasticity）。儘管神經學家過去認為唯有兒童大腦具備神經可塑性，現在他們一致贊同，大腦終其一生都具備神經可塑性。這表示無論你兒時有過什麼經驗，或是成年後因為什麼創傷性壓力導致失調，你都可以調整神經系統，使它良好調節。

可以將神經系統想像成玩具黏土，你有捏塑它的力量，主動使它重組。當然，塑造神經系統的能力是有極限的：因頭部外傷或中風等腦傷而損失的神經元，是無法再生的。但神經系統的條件完全可以讓你調整導致失調的神經通路（neural pathway），恢復對壓力的靈活反應。「逆轉神經系統失調的五階段計畫」會提供你所需的所有工具，重塑神經系統，恢復它的韌性和良好調節。

彈珠台效應

現在你已了解神經系統的特性，也評估過你的神經系統的運作狀態，下一步就是釐清它怎麼會變成現在這樣，才能著手療癒它。要是神經系統失調類似細菌感染，你只要服完一個療程的抗生素，就會舒服多了。很可惜，這事沒那麼單純。

粒線體、腦迴路與敏感度，都是透過錯綜複雜的回饋迴圈（feedback loop）來運作。這表示某個起因會導致某個結果，但那個結果又可能導致另一個起因。

你可以把這複雜的系統想像成彈珠台遊戲機。粒線體和腦迴路的作用就像機器中的「撥片」，負責引導訊號到我們身體各處。當它們和諧地合作，所製造出的回饋迴圈能幫助大腦和身體發揮理想效能，就如同彈珠台高手能恰到好處地運用撥片，讓彈珠持續在機器各處彈跳，將分數衝高。但是若機台某部分運作異常，例如其中一邊的撥片反應變慢，或哪個撞輪喪失部分反彈力，該位彈珠台高手就會錯失目標。不夠完美的撥片即使只造成小小差異，都可能使彈珠的整個路徑偏移，最後掉進溝槽。

系統中某個環節出錯後，其他環節遲早會受到牽連，包括免疫系統、腸道、皮膚等，導致失調和一連串的症狀，例如發炎和身心功能調節不良，不論要診斷或治療都令人難以負荷。我稱此為「彈珠台效應」：因果關係往往很複雜，一項起因造成一項結果後，原本的結果又成了另一項起因，後續事件愈滾愈多，很像在玩彈珠台。

正因如此，許多人很難弄懂自己體內究竟發生什麼事，也不知道該如何治好它。因與果緊密交纏，在找不到線頭的情況下，也別想解開亂麻了。儘管身體系統各種因果的確切機制讓人霧裡看花，至少有件事很明確：打斷失調迴圈是做得到的，只要運用已知能改善粒線體功能的一些小型介入手段，持續一陣子，就能抵銷高敏感較令人辛苦的面向，並修改腦迴路讓它更善於回應壓力。

要將看到的症狀對應到特定問題，並且以簡單有效的介入解決問題，有時候根本是緣木求魚。例如，假設醫生發現你缺少某種維生素，那麼額外補充那種維生素有助於治療你的症狀，讓你的神經系統恢復良好調節。但大多數時候，找到問題並解決它要更為複雜。本書許多練習旨在具體處理一些生物因子，它們可能大幅影響你的失調，例如粒線體功能障礙、敏感度和腦迴路。然而，要治癒失調的神經系統，並重新找回你天生的韌性和朝氣，需要一套整合性的方案。

在下一章，我會介紹一套新的綜合架構——神經系統健康四大梁柱，它納入身心健康的四大元素，它們是神經系統健全的必要之物。

第2章

由快速修復轉換為長期療癒：
神經系統健康四大梁柱

我們在本章將學習辨識什麼是「快速修復循環」，以及它為何會害你困在疼痛迴圈裡——還有要如何運用稱為「神經系統健康四大梁柱」（身體、心智、連結與精神）的新模型來打破這個循環。這個新模型有別於「快速修復循環」，能讓症狀得到真實而持久的緩解，並逆轉因使用快速修復的試誤法去應對失調的神經系統，而長年累積的損害。

快速修復循環

當你努力應付當前的各種身心症狀，有時候會感覺陷入惡性循環。你尋求速成方法來緩解最急迫的症狀，但效果卻不持久。這些方案都只是暫時的，到頭來只為你留下挫折感與失望。

你大概會覺得這種惡性循環似曾相識，它大致如下：你長年處於高壓環境，例如高風險工作、養家、身兼數職勉強餬口，或負責照料親人。或許你經歷過特別難熬的時期，例如艱困的童年、多舛的戀情、來勢洶洶的疾病或撕心裂肺的分手。也許童年覺得艱困的原因是缺乏安全感，或是情感需求未獲得滿足。而現在你承受的這些症狀之苦，像是排山倒海的疲憊、這裡痛那裡痛、消化問題以及廣泛性焦慮，都源自身體累積的損害。

受過這麼多苦，現在你還要與這些症狀糾纏，可能令你抱怨上天極為不公平，甚至殘酷。但你還是盡力處理，所以你研究最新療法，在網路上仔細搜尋解決方案。譬如說，嘗試新的飲食建議來提升活力，或是聽說這麼做可以緩解愈來愈沉重的焦慮和疲倦，而改造各種生活方式。

你可能與家庭醫師討論過疲倦問題，與腸胃科醫師討論過脹氣問題，也和精神科醫師討論過焦慮問題。你可能從多年前就開始進行談話治療（talk therapy），或是求助於一堆替代醫療提供者，像是針灸師或是替代醫學專家。你迫切地想找到一個答案，希望它讓你喘口氣。

儘管你所找到的解決方案，有很多都發揮了緩解作用，甚至可能徹底消除某些症狀，但不論你取得多少進步，似乎始終無法持久。你的症狀會強勢回歸，不然就是冒出新的症狀。這種循環延續幾個月甚至幾年之後，你會開始自我懷疑。隨著每一次新的嘗試又失敗，你也愈來愈沒信心能治好自己。在這個階段，許多人不禁認為，問題一定出在自己身上，並且感覺自己體內有什麼地方壞掉了。

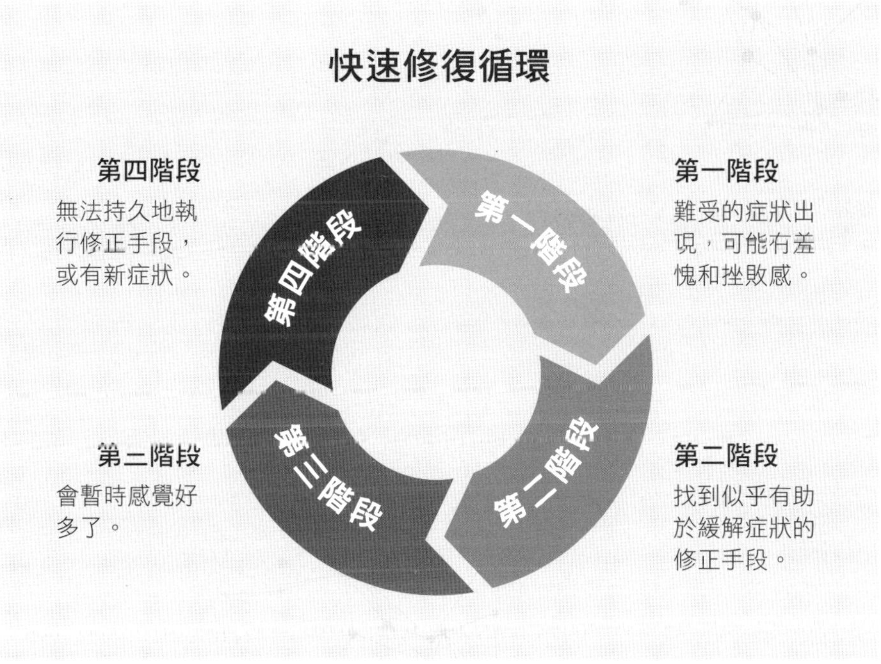
快速修復循環
第一階段
難受的症狀出現，可能有羞愧和挫敗感。
第二階段
找到似乎有助於緩解症狀的修正手段。
第三階段
會暫時感覺好多了。
第四階段
無法持久地執行修正手段，或有新症狀。
第一階段
第二階段
第三階段
第四階段

由外表看來，一切似乎仍在你的掌控之中。然而你的內心卻茫然無依。等症狀惡化到一定程度，即使下班回家後你都難以放鬆，睡眠似乎是種奢求，也經常情緒崩潰。你很容易就嗆人，於是減少與他人的交際，這樣就能避免應付其他人可能帶來的壓力。你對於改善現況已急不可待，而這永無盡頭的延遲一天一天加深你的憤怒、挫折或絕望。感覺只差一步就要墜入深淵。

在尋求方法持久緩解焦慮、過勞和耗弱時，許多人所遇上的阻礙，其實有其可預測且令人懊惱的模式可尋。我稱之為「快速修復循環」，詳述如下：

一、發生心理或生理症狀，而無法將之歸類到明確且可治療的疾病。

二、開始搜尋修復方法，並因此嘗試五花八門的作法與療法。然而，你並未真正弄清楚症狀的根本原因，也不知道該如何處理它們。

三、症狀消退，你覺得好多了。

四、由於未處理根本原因，等你有一天勢必不再那麼勤於執行修復手段，或是完全停止執行時，症狀會更劇烈地捲土重來。抑或另一種症狀會冒出來，取代原本那個千辛萬苦才治好的症狀。你回到原點，或許變得比一開始還灰心。你甚至可能在親友面前感到尷尬或羞愧，因為他們當初支持你進行這項修復措施，後來以為你已經完全康復了。

持續一段時間後，你的症狀非但未治癒，這種不斷重複的循環，還會加重神經系統的負擔，讓問題更加惡化。症狀愈來愈多，每一種都讓你很痛苦，你的身體因而成為可怕又難受的環境。「快速修復循環」會強化你已失去掌控權的惱人感覺，彷彿無論你做什麼都於事無補。

發生這種狀況時，你的心智可能為了保護你，而逼你更努力去修正問題，像著了魔一般，由一種做法跳到另一種，想尋求緩解之道。它也可能用另一種方式保護你，也就是乾脆罷工、陷入絕望，讓你開始深信自己再也沒有痊癒的可能了。「快速修復循環」重複若干遍之後，你發現自己與身體有強烈疏離感。你可能完全不再信任身體能夠痊癒，而展開（又一趟）療癒之旅幾乎像是白費力氣。

這些由「快速修復循環」強化的痛苦與無助，可能促使你的自我保護狀態浮現，我稱之為「疏離面」。因應你失調的神經系統和「快速修復循環」療法的失敗，你的疏離面學會將你和身體切割，藉此保護你。就我的經驗，在療癒焦慮、過勞、耗弱的潛藏原因的路途上，最大的一項障礙就是疏離面。這個疏離面並不想傷害你；正好相反，它將你和身體切割，是因為先前的經驗和挫敗感害你受到重創。但它用來保護你的策略，最後可能會成為你真正獲得治癒的阻礙。它的保護方式有以下幾種：

- **它疑心病很重，總是在尋找事情出錯的跡象**。它保護你的方式是當面臨療癒這回事時，為你提供各種理由，讓你放棄和質疑自己的選擇。
- **它極為仰賴認知功能，會過度分析又過度計劃**。為了釐清所有事情背後的道理，而犧牲你的療癒進展、身體和直覺。
- **它吹毛求疵**。只要某件事不夠完美，就不值得做。譬如說，假如沒能空出幾小時來冥想或做瑜伽，或因為某些理由而必須中斷該項活動，這時疏離面就會說：「這是行不通的。」
- **它缺乏耐性，總是在趕時間**。它不讓你慢下腳步；只要不是立竿見影，它會說服你這是浪費時間，你應該快點換下一種作法。

要療癒潛藏在症狀之下的原因，你需要擬個新計畫，向你的疏離面保證你很安全，同時仍保持療癒之旅的進度。本書接下來的許多練習，有助於安定和說服你的疏離面，讓它稍微放手，好讓你繼續走在療癒之路上。如果你察覺疏離面冒出來了，你可以開始應付它。以下是開始這件事的簡單練習。

疏離面也反映出我們的文化如何敘述「療癒」這回事──透過不精確的偏頗濾鏡看待而加以扭曲。我們被灌輸的觀念是，擁護最新的趨勢或補給品，實踐最新的冥想技巧，或是嘗試最熱門的流行飲食法，讓自己更健康、更快樂、更成功。然而真正的療癒需要付出耐心，並由衷接納人性並不完美。當服膺我們文化所鼓吹的錯誤療癒說法，我們會發現自己追求的是：

一、**立即滿意的成效**，我們期望療癒既快速又便利。這促使大家在處理健康狀況時喜歡抄捷徑，焦點也會擺在緩解症狀，而非治好症狀下潛藏的原因。

二、**提高工作表現**，因為你覺得療癒應該讓你更迅速、更有生產力、更強壯，而非找回個人整體的健全。如此強調工作表現會營造急迫感，要你趕著得到更多成果，最終導致更強烈的無力感和過勞。

三、**療癒是為了讓自己更優秀**，而這種「永遠都該致力達到某程度完美」的期待，會進一步削弱你的自信。這類想法預設你的現況不夠好，或你哪裡有毛病，並使你產生愧疚和羞恥感。它也創造出不健康的比較迴圈，你會跟似乎更成功或更「優秀」的人較勁，最後自我懷疑、缺乏自信。這使得「快速修復循環」永久存在，你很難打破固有的模式。

四、獲得茅塞頓開的感受，這可能驅使你為了感覺好一些，而忽視自我意識與身體的自然療癒機制。認為療癒應該得到某種「茅塞頓開」的結果，這種心態會削弱自信，並讓人更加確信身體缺乏自癒的力量。它也使你篤定療癒屬於一種神祕體驗，而在努力摸索這對你代表什麼的過程中，你可能感到困惑又挫折。有時候這種情況稱為「靈性逃避」（spiritual bypassing），此類型的逃避最終可能導致更嚴重的失調。

小練習

安撫你的疏離面

首要步驟是設定目標，留意疏離面何時啟動。

當你察覺疏離面已在作用、試著保護你，先停下來做個深呼吸。別試著與它講道理，或被它的思考模式帶著跑，只要將注意力導向另一處：覺察疏離面啟動時你的身體有什麼感覺。你可以用日記寫下緊張、刺麻、緊繃或壓力等身體感受，以及它們都位於什麼身體部位。如果你看得見它們，描述它們的樣貌也有幫助。它們大小如何？什麼形狀？什麼顏色？

接下來，以親切而同情的態度，向這個疏離面獻上保證。你可以告訴它，現在你會好好照顧自己，不會放鬆戒備。感謝它這麼辛苦地保障你的安全。

有鑑於我們的文化在敘述療癒這件事時，角度往往不太健康，我們不能再依賴這種文化獲得療癒。希望擺脫生理與心理痛苦再正常不過了，甚至你也大可以想要拓展自己身為人的能力。我在第十一章會用整章的篇幅告訴你，等你的神經系統恢復調節，要怎麼拓展身為人的能力。

但如果你的療癒重點擺在獲得社會認可上，就會有麻煩了，因為社會的標準根本遙不可及。這會加強焦慮與自我懷疑，助長你的「疏離面」，因而更難打破「快速修復循環」並找到持久的緩解之道。我們社會對療癒的錯誤說法，無法導向真正調節良好的神經系統，也無法讓你的症狀獲得長久緩解。

醫療系統竟會助長「快速修復循環」？

現代醫學是否在無意間強化了「快速修復循環」？我認為確實如此。現代醫學的訓練過程，使臨床醫生很難掌握無法明確診斷出名稱的複雜疾病。每位醫生都專精於醫療系統的特定領域，例如某個器官或是外科治療、皮膚科醫生專注於皮膚病和皮膚狀況、腸胃科醫生治療消化系統，眼科醫生的專長是眼睛。

這種分門別類的系統有個好處，就是確保在其專業領域內，醫生能為出現相關症狀的患者提供最高水準的照護。這也讓他們胸有成竹地快速作出診斷，並為各種疾病開立有效的藥物或療法。除此之外，這種醫學上個別獨立的作法，也讓醫師們更有效率，對自己專業領域的最新進展瞭如指掌，有能力進行專精的研究，進而發展出創新科技和治療方法。然而，對於症狀未能明確歸類到身體單一領域的病患而言，這種作法代價高昂。片面式的醫療方法無法看出人類的身心之間是相通的，這樣的醫療系統先天上就不具備應付並非源自局部生理問題，或其他顯著原因疾病的條件。

臨床醫生因為嚴格遵守「辨識症狀、診斷疾病、開立藥物（或療法）」的一套程序，因此治療方法受到局限。像是慢性疼痛、自體免疫疾病、憂鬱症與焦慮症這類病因很多複雜的疾病，是無法簡單地以單一病名或治療計畫處理的。更糟的是，臨床醫生漸漸習慣將個體視為由各部位拼裝起來的東西，經常自覺沒有受過足夠的訓練去進行更加全面性的治療。結果就是，身為患者的你接受了不連貫的治療，而沒有餘裕探索生理和心理狀況出問題的根本原因。這也表示臨床醫生所開立的藥物頂多只能暫時緩解症狀，對於解決潛藏的病因卻毫無幫助。

還有一個問題：在現行的醫療模式下，唯有當我們的痛苦能吻合正式醫學診斷，我們才感到理直氣壯。當獲得正式診斷時的自然反應是，感覺受到認可並鬆了一口氣，因為正式的診斷告訴我們為何會有症狀。然而重點是，我們必須明白，儘管在醫療系統和科學研究上，診斷病名都是必需的，**但它們卻不能定義我們，因為我們是人**。

依賴診斷來為我們的痛苦找到解釋，可不是件好事。我們得停止把權力交給診斷，不靠它來驗證我們的痛苦。無論你的身心體驗是否符合醫學機構所設計的外部系統測量標準，它們都是貨真價實的。幸好近五十年來，無數科學家、醫師和醫學研究者開始建立一種典範，漸漸承認現代醫學並非治療疾病和理解人類體驗的萬靈丹。

在一九七〇年代的英國，身兼優秀全科醫師與敏銳詩人和作家的馬林克（Marshall Marinker）醫師，為重新定義「初級照護醫師的條件」打下基礎。他於一九七五年發表在《醫學倫理期刊》（*Journal of Medical Ethics*）的著名論文〈為何要將人變成病患？〉（Why Make People Patients?）中，重新定義了診斷的角色，而他的說法能轉化你自覺不健康的感受。

據馬林克所言，不健康的狀態和感受可分為三種模式。其一與可測量的生物學有關，其二涉及你的內在感受，其三是社會為你的健康問題貼上什麼標籤。三種模式並沒有高下之分，事實上，它們都真實可證且發揮不同作用。馬林克的模型有助於我們釐清身心不適的不同面向，更加清楚地看待它們。

不健康的三種模式

一、**疾病**：疾病是醫生的領域。人體的結構或功能偏離生物學常態時，就可定義為疾病。醫生會使用科學檢測等客觀的方法來發現疾病，並進而開立藥物或治療法。從醫學觀點來看，疾病是關注的焦點——若想恢復生物學常態，就必須消除疾病。

二、**不適**：不適屬於個人感受，因人而異。它是患者的範疇：源自他們體內的經驗。理解「不適」與「疾病」未必總是綁在一起，是很重要的。例如有時在癌症或糖尿病的早期階段，醫生能用某些實驗測試來發現疾病，患者卻未感到任何不適。也有些時候，患者感到不適，醫生卻查不出疾病。

三、**臨床診斷**：臨床診斷，或說馬林克定義下的「染疾」，則屬於社會範疇。這是你和社會共同創造出的身分，代表你是個「生病的人」，必須被視為與健康的人有差異。

馬林克的文章中說，獲得臨床診斷「是一種社會角色；一種地位；一種與世人協商而來的位置；

一種從此之後稱作『患者』的人，與準備好識別和承擔這個人的社會，雙方之間談好的協議」。獲得臨床診斷有助於生病的你感覺到被看見、被認可，它也讓你能在生病狀態下，獲得行走於社會的必要支援，你也需要這種支援才能努力恢復健康。

假如你獲得定義明確的臨床診斷，旁人更可能承認你生病了，並幫助你恢復健康。你的家人可能為你燉湯，或是容許你不做家事。你的醫生可能開立藥方幫助你減輕或治癒病症。診斷可能讓你有資格得到財務援助，例如申請到保險理賠或失能補助。你也可以在職場或學校獲得一些優待，例如額外的休息時間、較短的工作時間，或是更舒適的工作空間。

除此之外，正式診斷能幫助你獲得社會支援，並有管道找到身患相同疾病或不適的病友。不論是網路或實體支援團體，往往都只接納受到正式診斷的人。

拆解糾纏難辨的疾病、不適與診斷

主流醫學聲稱，對於醫療衛生而言，只有疾病才有意義，因為它是人體生物學客觀而可測量的「具體事實」。根據醫學的觀點，真正重要的是疾病，而有了臨床診斷，才能討論怎麼治療疾病並為治療收費。這種觀點鮮少承認不適的存在，因為它是某個人不健康狀態下的主觀經驗。另一方面，我們的社會機構，例如學校、職場、保險公司、政府，則將臨床診斷視為最重要的「具體事實」，並假設直到獲得臨床診斷之前，該項疾病不存在。這些機構與醫學一樣，徹底忽略你感受到的不適。

但你的健康並不能化約為以上任一方面。你的健康狀態包括客觀可測量的生物學（疾病）、社會對你需求的認可及回應（臨床診斷），以及你感覺病懨懨的個人經驗（不適）。事實上，這三方面全都真實且重要，要藉它們才能理解不健康的狀態，以及如何恢復健康。

當你明白它們是健康狀態底下各別獨立但同樣真實的三個面向，就會發現我們經常混淆這三個詞，而這種混淆導致了不必要的苦難。事實是，並非所有疾病都讓人感覺不適；有時候我們感到不適，但沒有罹患任何可指明的疾病。混淆「不適」和「疾病」，對患者和醫生都會造成挫折。不適具有強烈的個人性，它是你的感覺，並非所有不適都會在實驗檢測或醫生的檢查中顯現出來。

但即使沒能用疾病或臨床診斷給予正式名分，你的感受仍然很重要。況且，也不是所有臨床診斷都能與某種不適或疾病能配成一套。例如有讀寫障礙的人，可能藉著臨床診斷而解決求學過程的一些困難，但他們並未感到不適，也並未罹患疾病。

平等看待不健康的三種模式，就能用更加透徹的目光，理解自己的健康經驗和需求。

什麼是療癒？

你已經了解「不健康」的定義有更好的說法，現在你需要用清楚可行的方式來定義「療癒」。**療癒是解決不適，並讓生理、情緒、關係和精神恢復健全的過程**。療癒的過程「可能涉及」治療疾病，但不僅止於此。當療癒過程確實涉及治療疾病時，當事人會得到臨床診斷，並踏入醫病關係，藉此治療或是至少管理疾病。

重點是，**缺乏臨床診斷並不等於能推翻個人的不適經驗**，也不會令他們的療癒需求減少分毫。要建立真實的療癒，處理不適是不可少的一步，再加上與醫護專業人員合作，治療各種疾病並取得臨床診斷。

前面已討論到「快速修復循環」是一種無效的療癒模型，它並不能處理引起不適的潛藏原因。同樣有瑕疵的是文化論述，它推崇持續不懈地自我改進，直到臻至某個理想化、茅塞頓開的你。就連我們的現代醫療系統和社會機構，儘管具備辨識疾病及作出臨床診斷的基本條件，也往往忽視療癒與健康的許多重要元素。想要真正重拾健康，你需要一種新的療癒模型。

療癒新模型：神經系統健康四大梁柱

現在我們已清楚認明，使我們困在無效的「快速修復循環」中的問題有哪些，也對療癒做出我們能夠應用與追求的定義，我們可以開始討論另一種療癒模型，用它來取代原有的瑕疵系統；這個新模型叫「神經系統健康四大梁柱」。

一九七七年，備受敬重的《科學》（Science）期刊登出一篇論文，作者是美國精神學家暨內科醫師喬治・恩格爾（George Engel）。在這篇名為〈亟需新醫學模型：生物醫學面臨的挑戰〉（The Need for a New Medical Model: A Challenge for Biomedicine）中，恩格爾提出醫生太過關注疾病的生物性和生理性肇因，而不夠關心人的思維、感受和社會環境，也可能使他們生病。

恩格爾針對原本就在醫界流傳的一些概念加以擴展，提出「生物心理社會模型」（biopsychosocial model）。具體而言，這模型要觀察可能引起不適的各種因子，並為每個患者釐清哪些因子才是最重要的。

恩格爾說醫生應該運用關於患者身體、心智和社會生活的各項資訊，為他們描繪出健康狀態的全貌。他明白最重要的是同時關注這三種系統，才能弄清楚患者不適的來龍去脈。這表示醫生與患者必須大量對話才能釐清狀況。恩格爾主張，假如醫生都運用這套方法，醫療照護不但會更有溫度，也會更符合科學精神。近四十年，「生物心理社會模型」已成為健康教育和臨床應用上，替代傳統式生物醫學模型的熱門選項。

我根據恩格爾的「生物心理社會模型」創造了一項簡化綜合方法，其中納入維護良好調節神經系統的各項重要層面，並稱之為「神經系統健康四大梁柱」。

第一根梁柱，**身體**：這根梁柱包括影響調節與健康的所有生物性元素，小自基因和細胞層級，大至器官與系統。如果我們的療癒不考慮身體層次的治療，神經系統良好調節之路幾乎注定會失敗。

第二根梁柱，**心智**：這根梁柱處理導致失調的心理因子，包括我們的思維、情緒、應對策略、內在工作模型，以及我們如何看待自己和身處的現實環境。

第三根梁柱，**連結**：與他人的連結，能讓我們獲得療癒和成長，這包括在緊密的人際關係中、在我們的社群中，以及在整體社會中，我們涉入有多深。人際關係是支持、撫慰和喜悅的重要來源，能提供對療癒來說不可少的歸屬感。這根梁柱影響的不只是(舉例而言)遇到衝突時,我們在其他人面前是否調節良好,也包括別人失調時,我們是否有能力幫助他們。

第四根梁柱,精神:我們需要感覺隸屬於比自身規模更大的團體中,神經系統才會充滿活力。而在本質上,精神的目標就是滿足這項需求。某些人的精神寄託是宗教,有些人則是親近大自然,或是設定一項重大使命,例如讓世界變得更符合公平正義,也有些人希望教養出情緒健全的孩子,讓他們擁有自信心、同理心以及面對人生挑戰的適應力。這根梁柱凸顯出我們必須知道自己在世界上站在什麼位置,並培養出超越普通人際關係的連結感與意義感。

這四根梁柱互相連結,且互相影響和支持,形成一個回饋迴圈。因此你不能只關注其中一根梁柱,卻期望能治好症狀;你得四管齊下才能達到持久的舒緩。恢復每根梁柱的健康後,你就能打造出良好調節

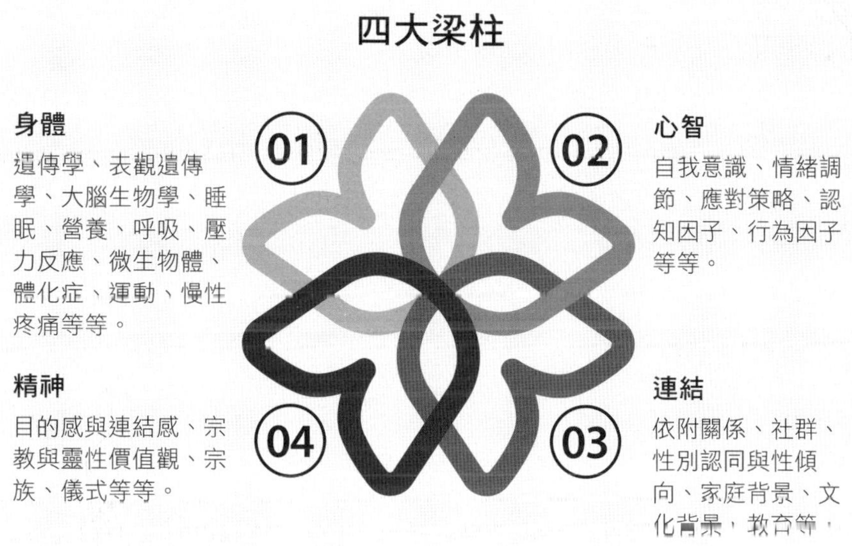
四大梁柱
01
身體
遺傳學、表觀遺傳學、大腦生物學、睡眠、營養、呼吸、壓力反應、微生物體、體化症、運動、慢性疼痛等等。
02
心智
自我意識、情緒調節、應對策略、認知因子、行為因子等等。
03
連結
依附關係、社群、性別認同與性傾向、家庭背景、文化背景,教育等,
04
精神
目的感與連結感、宗教與靈性價值觀、宗族、儀式等等。

的神經系統——它承受得了壓力，而不致於陷入慢性失調。除此之外，愈是鞏固每根梁柱，神經系統就能獲得更多的支撐力，去逆轉或緩解使你如此痛苦的失調症狀。

儘管四根梁柱永遠無法截然區隔，逆轉神經系統失調的旅程中，每個階段所著重的梁柱卻不盡相同。在療癒旅程之初，我們要專注在身體上，建立起支撐神經系統調節的生物層面結構，包括重新設定晝夜節律（circadian rhythm），打造出一套常規來為神經系統不同區塊，提供適量的生理刺激。這個基礎結構將支撐你的神經系統走完剩下的旅程。

五階段計畫的第一階段「覺察」中，你要專注於心智梁柱，學習開放心智以徹底了解整個神經系統的狀況。第二階段「調節」，要回到身體，但這次強調該如何運用呼吸和肌肉等生理活動，來轉換到更加平靜放鬆的狀態。來到第三階段「修復」時，你要結合這兩根梁柱，心智和身體都要同等重視，才能對付失調的根本原因。第四階段「連結」則轉移陣地，關注連結梁柱，強調與他人、自然、美與目標的連結。第五階段「擴展」要同時關注四根梁柱，在神經系統恢復調節後，增進它的能力。

最終，四根梁柱都強健無比，支撐起一個活力充沛的神經系統。無論對於此刻的你而言，這些梁柱孰強孰弱，五階段計畫都能教你，如何讓每根梁柱成為神經系統的強力支撐。

奪回療癒之旅的主導權

儘管恩格爾的「生物心理社會模型」在用來替代主流而簡化的療癒模型上，已是愈來愈熱門的選項，卻無法輕易套入現代的醫療系統中。臨床醫師應用這種更加全面的架構有其限制，原因包括：

- 為患者進行完整評估並提供照護，需要耗費大量時間。以我們的醫療照護體系的設計來看，臨床醫師若花時間進行這麼深入的生物、心理和社會評估，是吃力不討好。
- 醫療照護者需要進修各自專科的生物面、心理面和社會面。要獲得這種程度的深入綜合理解並非易事。
- 釐清「生物心理社會模型」該如何應用在某位患者身上，可能面臨挑戰。要考慮的心理、社會和精神元素非常繁多。
- 醫院單位與保險公司或社會福利制度之間的關係，的確會影響醫院如何分配醫療照顧資源的決策，醫師在這樣的框架下，能做的有限。

這些都是確切的顧慮，有助於說明為何直到現在，傳統照護模型依然主導醫界的實際作法。雖然改善醫療照護系統是值得奮鬥的目標，卻可能得花數十年才能完成，而且可能要慢慢才會看到成效。但你現在就需要解決方法，讓你能取得恰當照護，處理四根梁柱，神經系統才能恢復調節。

解決方法就是，你在療癒之旅上要帶頭前進。這是你的身體，你說了算。即使說不清是怎麼回事，你也很清楚自己有哪裡不對勁。你知道觸發因子是什麼，也知道怎樣才會感到愉快。所以由你來主導自己的療癒之旅，豈不是理所當然嗎？當你掌控自己的療癒之旅，就能重拾自主的感覺。

為你的療癒之旅負責，堅強起來為自己挺身而出，一方面讓人振奮，一方面卻也令人畏縮：畢竟所有人天生都需要受到關懷，也需要託付別人來幫助自己。但我現在不是要你拒絕協助。而是要你與照護團隊攜手合作，打造一套適合你的綜合健康計畫。這可能代表向醫生或護理師尋求令人安心的照護、與諮商師培養出共識，或是讓教練陪著你一小步一小步地邁向成長。踏上這段旅途後，你知道健康掌握在你自己手中，也知道自己要為最終結果負責，會產生全新的安全感。

運用「神經系統健康四大梁柱」是最有效的途徑，能打破「快速修復循環」；達到持久擺脫焦慮、過勞和耗弱；以及逆轉長久累積的損害。療癒神經系統是件繁重的工作，需要策略、決心和努力。但有了正確的計畫和支援，它絕對是可能辦到的。你將能持久緩解症狀、面臨壓力時恢復靈活而恰當的反應、建立強烈的自我信任感，以及與生活產生有意義的連結。在本書其餘章節中，我正是要細述這套系統性方法。

然而，在進入正題之前，我們還需要探討另一個謎題，才能了解你獨特的神經系統：你的敏感度。

近來的研究發現，有些人的神經系統特別敏感。高敏感是把雙面刃：它一方面增強你對環境的覺察、加深你的理解，助你看出其他人忽略的細節；然而它也會加劇你對壓力和恐懼的感受，以及各種感官刺激，使你更可能神經系統失調。在下一章，我們將探討尚且大有可為的神經系統敏感度學說，並研究它在你個人的療癒之旅中代表什麼意義。

第3章

敏感的神經系統：療癒之旅中的關鍵角色

有些人面對壓力源較能適應，有些人則很快就感到無法應付、精疲力盡，而這可能導致神經系統失調。你受壓力影響的程度，其中一項重要因子，便是你的神經系統在處理體驗時的深度。如果它處理體驗時較為深入，就會對觸感、氣味和光線等外部刺激，以及內心感受和生理感覺都更敏感。展開療癒神經系統失調的程序時，若能了解個人敏感度包括哪些元素，將能發揮很大的幫助。有了這層了解，你就能執行量身訂做的方案來應對壓力源，讓它們更容易管理而不致於難以負荷。

在本章中，我們將討論敏感度是什麼，以及它為何在療癒失調上扮演重要角色。我們也要在你的敏感度剖析圖中，一一拆解不同的敏感度元素，讓你開始理解它們在你的生活中是如何呈現的。釐清敏感度元素，有助於在調節神經系統時事半功倍。

研究顯示，當高敏感人鑽研這項特質時，不光是獲得新知，還會發生質變。當你學會更有效地與自己的敏感度共處，包括內心感受與生理感覺兩方面，你能減少焦慮，對自己的能力更有信心，也能更有韌性地面對挑戰。若能理解什麼是感覺處理敏感度（sensory processing sensitivity），以及支援這項特質的最佳方式，你不只會有所領悟，而是主動積極地提升自己的力量。

在開始之前，我要先澄清一項大眾對敏感度的誤解，以及如果你是高敏感人，該怎麼展開療癒。

破除對敏感度的刻板印象

我們的文化對於敏感度有種普遍的誤解，對人格特質也是。具備較高的感覺處理敏感度，會在某些情境下構成挑戰，同時對某些人而言卻又是項天賦。然而我們的文化中，往往傳達「敏感是個問題」的訊息，讓你覺得應該處理自己的敏感，讓自己變得麻木和「強悍」。

你或許能從自己人生中的特定經驗追溯出這樣的認知：可能當時別人叫你「別再那麼敏感了」，或是「自己看開點吧」。也可能現代「隨時連線」的文化步調太快，讓你感到難以消受，但卻覺得別人似乎都能處之泰然。於是一段時間後，你開始認為既然所有人都應付得來，勢必是自己有什麼問題。

想像一下參加家族聚會時，現場的人堆、高分貝對話以及各種混亂，都令你焦慮不已。但當你環顧四周，卻發現你的手足或表親似乎都樂在其中，一點都不困擾。你可能會開始質疑自己的反應是不是異於常人——怎麼就不能「打起精神」，像所有人一樣享受這個活動呢？

或是在工作場合裡，你因為必須在期限內完成某件事而承受著巨大壓力，心臟狂跳、手心冒汗，壓力大到幾乎無法專注。另一方面，扛著同樣壓力的同事們卻面不改色。在這種狀況下，也許有人會叫你「想辦法調適」或是「挺過去就對了」——基本上就是要你壓抑自己的敏感度，表現得和大家一樣。

對高敏感人來說，現代工作環境特別難耐。現今的數位文化要求隨時待命，這令你精疲力盡。但假如你跟不上這種步調，經常會被誤認為不夠盡責，你並沒有被正確理解，知道你需要有界線。現代職場對生產力的執迷更是有害無益。你或許對自己這份工作的深層意義與目的特別敏感，別人卻將你的態度曲解成缺乏上進心。如果你需要更安靜、更舒緩的環境才能拿出最佳表現，你可能被不公平地貼上懶惰或效率低落的標籤。你可能回想起那一場難熬的分手，當你還沉浸在無盡的痛苦中，你的前任似乎已經輕鬆走出來。朋友可能出於好意而建議你「放下」或是「別再那麼敏感了」。這強化了一個概念，彷彿表現出低敏感度或較少的情緒，才是療癒之道。

以上每一種情境都可能令你覺得，你的自然反應和感受是不正確或是浮誇的。你會因此而深信，若想融入群體或是感到安適，就必須壓抑感受和反應——必須變得不那麼敏感。假以時日，這些訊息會引導你用扭曲的心態看待敏感度——認為它是缺陷，而不是你與生俱來一部分。你可能開始覺得自己與所有人有根本上的差異，彷彿你就是格格不入，或根本就「壞掉了」。甚至你會覺得「敏感」只是委婉地表示你很軟弱。

神經系統很敏感的人，有許多都（或許是無意識地）學會壓抑自己的敏感度，藉此來管理它。若是你將「敏感度是有問題的」這一信念內化，你會學到一些應對方式，而似乎暫時擺脫敏感或削弱它的影響力。你也許會因為社交聚會太有壓力而避免參加。也許你隨時都在掩飾情感流露，擔心強烈的反應會惹人批判。你甚至可能已開始用酒精或其他物質來麻痺感受，暫時降低環境對你的衝擊。雖然這些策略可能帶來短暫的緩解，其實卻像是拿繃帶把應該觀察的傷口遮起來。

麻痺感覺並不能解決根本問題，它只會讓你的不自在暫時沒那麼明顯。不僅如此，它還忽視敏感度針對你的需求和極限所提供的豐富洞察力。事實上，長久麻痺敏感度會讓神經系統卡在提高警覺的狀態中，妨礙你處理造成不自在的根本原因。

因此別試圖抹消敏感度，而應該理解和接納它。你的敏感不是缺陷，而是個訊號，是神經系統與你溝通的方式。若是仔細聆聽這樣的通訊，而不是撇頭不管，你能更加了解自己獨特的需求，以及如何用更健康、更長久的方式支援神經系統。

敏感度是什麼？

所有生物都能夠察知與回應身處環境中的變化。有些生物則比其他生物更敏感。較敏感的生物擁有較佳的先天條件，能準確而迅速地辨識潛在的機會與威脅，往往讓牠們在覓食、求偶或抵禦掠食者的時候，比不太敏感的同類略勝一籌。

試想非洲的稀疏草原上，有一隻比其他雌性要敏感一些的瞪羚，分辨草叢間細微顏色差異的能力略強一點，因此比起群體中較不敏感的同伴，更容易找出最有營養的草。牠也對草叢內的沙沙聲更敏感一點，在獅子攻擊時，反應比姊妹們要快上幾毫秒，這可能就是活命的關鍵了。

另一方面，敏感度較高表示新陳代謝的需求也更高——需要花更多力氣去處理接收到的資訊，因此較高的敏感度會導致耗費較多能量。譬如說，我們這位敏感的瞪羚朋友，有時候聽到草叢裡有沙沙聲便拔腿狂奔，幾秒後才意識到那只是風，不是獅子。相較於較不敏感的姊妹，我們的瞪羚浪費了寶貴的能量與時間，還少吃了一些草。

就演化的觀點看，若是對生存和繁衍最有利的敏感度，只局限在某一種等級，那麼科學家應該就只會在某物種的所有個體身上，觀察到那一種等級的敏感度才對。然而事實上，在一百多個物種身上，科學家都發現敏感度是因個體而異的。正如同其他廣受研究的人格特質，例如內向與外向，在某些情況下，高敏感度對生存與繁衍較為有利，某些情況下又是低敏感度較為有利。

有別於其他人格特質，學界直到最近才開始研究敏感度的差異。「高敏感人」這個詞彙是伊蓮．

艾倫博士（Elaine Aron）於一九九〇年代提出的。她研究的出發點是，透過人格心理學的角度探究敏感度，並發明這個詞彙界定神經系統敏感度較高者。艾倫的成果為進一步研究開啟了明路，也激發關於感覺處理敏感度如何影響生活各層面的重要討論。

科學研究者起初以為高敏感族群只占總人口的一小部分，提議將人簡單區分為兩類：高敏感人與非高敏感人。然而，現在多數研究者將敏感度視為一道光譜，它不是某個人非有即無的特質，像是藍眼珠；敏感度的強烈程度因人而異，就像身高。因此我們全都落在敏感度光譜的某個位置。

在研究敏感度的初期階段，科學研究者將高敏感度定位為一種「弱點」。然而，近來的研究顯示，脆弱只是它的其中一面而已。敏感度研究很複雜，且尚未成熟。研究者才剛開始理解敏感度如何影響我們生活各個層面，例如人格特質、行為和生理反應等。隨著深入探究，他們漸漸發現，只要有正確的照護與滋養，高敏感對個人及其社群而言可能是一大利多。譬如說，高敏感人往往更有創造力，更容易提出具洞見的想法，與親友的連結更強，且特別善於欣賞美的事物。

如果你是高敏感人，或許能注意到其他人忽略的小細節。這讓你天生就易於成為才華洋溢的創意工作者，例如藝術家、音樂家或作家。此外你也能察覺身邊的蛛絲馬跡或情緒變化，讓你擁有獨特且深入的洞見和點子。在社交場合中，你更懂得看出別人的感受和需求，使你成為更有同理心的朋友、更貼心的伴侶、更睿智的領導者。你可能率先注意到有朋友心情低落，或團隊中某人感到被排擠。此外，敏感度也賦予你對美的深度鑑賞力。高敏感人可能因絢爛的夕陽、動聽的樂曲或漂亮的文句而滿懷喜悅，這使你的生活體驗極為富足。

當你身處滋養的環境，或你學會主動滋養它，你的敏感度就是天賜的厚禮；但高敏感人也更容易感受到壓力。若你承受太長時間的壓力，又缺乏足夠的休養期，你的神經系統就可能失調。

敏感度與神經系統失調

神經系統失調與高敏感是兩碼事。失調指的是神經系統卡在高度活躍狀態中，失去對壓力做出合宜反應的韌性。另一方面，敏感度指的是神經系統回應刺激的方式。

不論敏感度高不高，每個人都可能神經系統失調，不過較為敏感的人失調比例確實更高。換言之，高敏感人更容易發生失調情形，且症狀也往往更嚴重。而若你的神經系統不幸失調，你也有更高的機率，深受失調症狀的折磨，例如焦慮、過勞以及形形色色的身心症。

研究顯示，光是理解自己的敏感度，就能幫助你放大身為敏感人的好處，同時減輕壞處。為了協助你這麼做，我將引導你認識敏感度剖析圖，拆解你獨特的敏感度類型，不論你位於敏感度光譜的哪一端，這都是很重要的一步，能讓你有效支援自己的神經系統。

我將在下一小節拆解敏感度的組成元素，檢視它們在你生活中的角色，並提供實用建議。

評估你的敏感度剖析圖

敏感度是人類神經系統中一個複雜的面向，這種特質令眾多領域的研究者都深深著迷。近三十年來，研究者透過各種角度探索敏感度，包括心理面、行為面、生理面等。每種角度都帶來獨特發現，增進我們對敏感度的了解，而隨著了解更深，每個領域也都創造出評估方式，來判斷你在敏感度光譜上落在什麼位置。然而，儘管這些各不相同的評估法都深具洞見，但研究者們仍尚未發展出一套統一方案，來評估敏感度所有組成元素。雖然每年都會誕生新的評估法，離「綜合評估敏感度所有面向」的目標愈來愈近，但新方法往往也引發新問題。

由於目前還沒有哪種受到驗證的敏感度評估法，得到無所不包的公認，測量敏感度的最佳方式，便是結合數種最新的評估法。我為本書設立了網路資源區，裡頭有一些最新且最全面的敏感度評估法，有興趣的讀者可以搜尋並瀏覽。

你的敏感度剖析圖專屬於你。它有助於說明你的神經系統如何感受世界並與之互動。它就像一副量身訂做的眼鏡，影響你如何對不同壓力源做出反應、你如何處理資訊，以及如何回應各種情緒刺激和生理刺激。你可以運用這些評估法，相當準確地估測，你落在敏感度光譜的什麼位置，接著你就能更了解與接納你的敏感度。我非常建議你在繼續讀下面的章節前，先自我評估一番。了解敏感度的最新評估法，請見：healyournervoussystem.com/book

了解你的敏感度組成元素

了解你位於敏感度光譜哪個位置，其中一個很有效的方式是以花朵作比喻。二〇〇五年，湯瑪士・波依斯（Thomas Boyce）教授與布魯斯・艾利斯（Bruce Ellis）教授利用蘭花和蒲公英來解釋敏感度。

他們將高敏感人比擬為蘭花，因為蘭花需要悉心照顧的關愛環境才能長得好。高敏感人正如同蘭花，在受到特別呵護時能綻放美麗花朵。然而若處於缺乏支援的環境中，蘭花與高敏感人可能都無精打采。另一方面，蒲公英象徵低敏感的人，他們更有韌性也更健壯。蒲公英在各式各樣的環境都能生長開花，即使是惡劣環境，很類似低敏感的人能夠在不受呵護的環境仍生龍活虎。

以這比喻為基礎，發展心理學家麥可・普魯斯（Michael Pluess）與研究團隊提出敏感人的第三個類型——鬱金香。這類型指的是表現出中等敏感度的人，正如同一般鬱金香對環境也是中度敏感。目前的數據資料顯示，百分之二十五到三十的人是蘭花，表現出最高等級的敏感度。蒲公英占了總人口的另外百分之三十，而人數最多是鬱金香，約百分之四十，他們為中敏感度。

儘管了解你落在一般敏感度光譜的哪個位置很實用，

敏感度量表

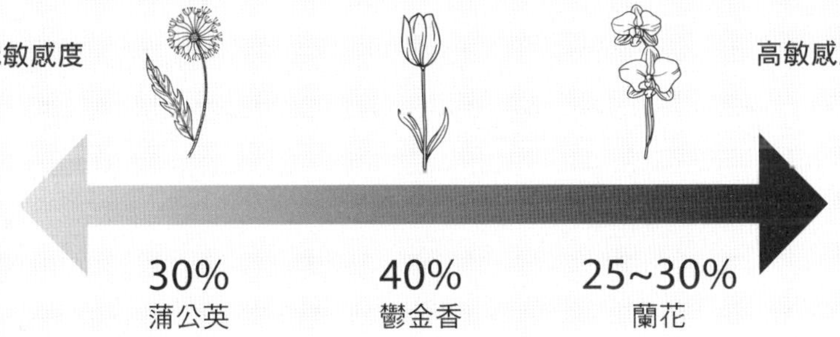

然而每個人呈現出的敏感度卻各有千秋。你的敏感度剖析圖，有如用各色絲線織成的華麗掛毯，每條線都代表獨特的元素，它們共同組成你的整個剖析圖。這些元素結合的方式因人而異，構成如指紋一般鮮明可辨的感官剖析圖。

儘管每個敏感人都具備獨特的元素組成，而有不同的敏感度，各領域研究者仍歸納出五種關鍵敏感度元素，能藉此區分高敏感人與低敏感人，包括強烈的感官偏好、對細微的內在和外在刺激之敏感度、情緒與生理反應、社交與情感敏感度與美學敏感度。

強烈的感官偏好

研究者發現，較敏感的人往往具有更強烈的感官偏好。如果你敏感度較高，你會刻意追求或試著避開特定感官體驗，來幫助你的神經系統找到恰到好處的刺激量。大費周章去獲得特定類型的刺激，例如感受特定食物的口感或是拔下一根頭髮的微痛，稱作「感覺尋求」（sensory seeking）。避開那些讓你比別人承受更大壓力的特定刺激類型，例如高分貝噪音或某些觸感，稱作「感覺迴避」（sensory avoidance）。

你需要一套結構井然的方法，支援你的神經系統處理感官輸入，才能駕馭這些偏好，不再受它們箝制。我將在第六章教你如何建立這種結構，以及討論設定日常規律、打造感官友善環境、採取一些技巧來應付感官過載，是多麼重要。

對細微內在和外在刺激的敏感度

敏感度的這項元素，指的是你會非常清楚地察覺周遭環境和你內心的小細節或小改變。如果你的敏感度剖析圖中，這項元素很強烈，你可能（舉例而言）會察覺庭園裡極淡的花香、聽見森林裡最低微的樹葉摩擦聲，或是室內溫度的一點點變化。內在方面，你可能很注意體內細微的狀態變化：焦慮的時候，你會察覺心率微微上升，或是有任何事不對勁時，腸胃就不太舒服。

研究發現，光是弄懂你敏感的神經系統如何回應這些細微刺激，就有助於將這種對細節的額外關注，由困擾轉換為強項。然而，要讓敏感度的這個層面變成你的盟友，理解只是第一步。在稍後的第七、八、九章，你將學習覺察、調節與修復技巧，避免你的強烈注意力害你失去平衡。

情緒與生理反應

如果你對這項元素心有戚戚焉，那麼你的情緒反應可能比身邊的人更強烈一些。你的情緒世界彷彿由鮮豔大膽的色彩繪製而成，而其他人的世界更像粉彩畫。與此同時，你的身體也用更強烈的生理反應，來回應這些情緒及各種刺激。或許你焦慮時的心臟跳得比別人更快，或是在看驚悚電影時感到腎上腺素奔流。你也會在令人舒心的經驗中獲得更多愉悅，例如溫暖的小被被，或是一杯馥郁濃香的好咖啡。這種強烈情緒和生理反應力，會讓你的生活經驗豐富且深刻。

你能充分感受生活裡的千滋百味。然而，缺點是你若未加以充分了解和管理，這種強度會導致情緒耗弱或慢性壓力。因此，辨識和學習駕馭這種強度，將是你在修復旅程中的重要事項。

正如同對於身體和環境的細節高度敏感，要讓強烈情緒和生理反應成為優點，神經系統必須保持良好調節。第七、八、九章的練習能幫助你將神經系統修正到良好調節狀態，並讓你這方面的敏感度盡情發揮。

社交與情感敏感度

這類敏感度在呈現你感受他人情緒的能力，以及能夠有能力更深入理解社交狀況。即使朋友什麼也沒說，你仍能注意到朋友心情低落，或者你走進某個空間，立刻就察覺氣氛有點緊繃。好處是你能成為很棒的朋友、伴侶或同事，因為你隨時掌握了周遭的情緒變化。當他們需要一個真正懂他們的對象時，你是不二人選。在團隊合作的情境下，這種能力也很優秀，因為你能有效地感應並引導團體氣氛。

但這種敏感度也構成挑戰。譬如說，你可能對他人情緒感同身受，這使你精疲力盡。你或許也發現自己會習慣性地優先考量他人需求，若是不當心的話，會讓自己過勞。所以，我會在第十章教你如何有效管理較高的社交與情感敏感度，並與你分享培養健康連結、畫出界線以及管理情緒調節的策略。除此之外，我會討論如何在各種情境中，例如私人交誼與職場，如何化你的敏感度為力量，而又不會損及你的身心安適。

美學敏感度

如果你具備很高的美學敏感度，表示你擁有獨特的鑑賞力，能欣賞各種形式的美，例如藝術、音樂、文學和自然。你會因動人的旋律深受感動，或是在美術館流連忘返數小時。你也可能有設計美麗環境的天分，或自然受到創意型行業的吸引。有美學敏感度的人經常成為藝術家、音樂家、作家或建築師，發揮強項、運用天賦與他人產生深度共鳴。

美學敏感度愈高，也愈可能伴隨著稱為「體驗開放性」（openness to experience）的人格特質。這表示你更可能尋求新的體驗，且與藝術或自然有深層連結。這種開放性能激發自我疼惜、包容以及對生活的廣泛悅納。你的美學敏感度能成為行走於世的工具，減輕焦慮並促成有意義的連結。

在第十一章，我會教你該怎麼運用美學敏感度去擴充神經系統的能力。釐清敏感度的不同面向可能有點辛苦，尤其這是較新的研究領域。我利用這些面向做為幫助你更加了解自己的工具，而不是拿它們當作定義和限制你的死板框架。要記住，你絕非任何標籤能夠一以概之的。

感覺尋求與感覺迴避

有些人較偏向於「感覺尋求者」，意思是他們會主動尋求感官刺激。另一些人則更像是「感覺迴避者」或極度敏感，意思是感官輸入會使他們難以負荷，因而總是能避則避。多數人無法非此即彼地歸入其中一類，而是結合兩種傾向。辨識和理解你的感覺尋求及感覺迴避傾向的組成比例，可能是支援高敏感度的極重要步驟。

與直覺相反，如果你是高敏感人，你對特定類型的刺激，可能有低於平均值的覺知，因而尋求更多刺激，好讓你的神經系統能處理和組織輸入訊號。這表示你可能熱愛肢體活動帶來的興奮感，或受到喧鬧音樂的律動吸引，同時卻也覺得強光太過刺眼，或是難以忍受某些東西的觸感。

「**感覺尋求**」**會發生，是因為你未能完整覺察所接收到的所有感官資訊，而主動想增加感官輸入，以獲得剛剛好的刺激量**。這可能導致過動（hyperactivity），因為你尋求更強烈的生理和情緒體驗來滿足感官需求。當你處於感覺尋求的狀態中，可能會更莽撞行事或參加高風險活動，它們能提供某程度的刺激或興奮感，例如由高處跳下、聽音量大到傷害聽力的音樂、進行有風險的性行為，或是參與其他危險活動。

「**感覺迴避**」**則是你主動避開令你難以招架的特定感官資訊時，所表現出的模式**。這表示你會避開嘈雜或熙攘的環境，或在噪音給予過度刺激時捂住耳朵。你也可能在處理顏料、織物等觸感明顯的物品時，必須戴手套或其他防護裝備。在某些狀況下，迴避行為會延伸到生理感官之外，融入社交情境，你的神經系統會迴避特定類型的社交刺激，才能保持舒適狀態。

你的感覺偏好可能隨時間改變，使得駕馭它們又格外複雜。譬如說，在懷孕時與更年期，荷爾蒙波動可能使你出現更強烈的感覺迴避。感覺迴避也可能隨著老化而愈來愈強。

理解和學習與感覺偏好和諧共處，能讓生活愉快許多，並減省能量消耗，讓你在療癒之旅有足夠

的能量繼續前進。知道有哪些事物對你是過度刺激，做出必要的調整，就能預防感官過載，打造出滴水穿石般的小改變。同樣地，有技巧地參與刺激性強的活動，有助於神經系統自我組織，抵銷令人反感的刺激所造成的衝擊。

在第六章，我會引導你執行這些改變，並介紹有哪些具體活動有助於支援你獨特的敏感度。

如何讓高敏感成為療癒之旅的輔助

如果你是高敏感人，在療癒的路途中，你可能會覺得得做更多努力，或是知道這段旅程會很漫長。但在調節神經系統時，高敏感其實是一大優勢。高敏感人對療癒的介入手段反應很劇烈，經常會比低敏感人更快由失調狀態回穩。高敏感人如同需要正確環境才能盛開的蘭花，傾向於隨時準備好回應正確的環境。這種強烈的回應力，正是踏上療癒之旅效果卓著的原因。

敏感度研究的先驅之一麥可．普魯斯及其同僚傑．貝爾斯基（Jay Belsky），率先提出「優越敏感度」（vantage sensitivity）一詞，來形容某些人對正向介入和支援環境所展現的強烈回應。普魯斯及其團隊在二〇一八年一篇文獻綜述中，提到他們發現的結果印證了優越敏感度假說。亦即對環境具高敏感度，能有效預測某人對介入措施的回應。如果你是高敏感人，又深受神經系統失調造成的生理和情緒症狀之苦，那麼只要你採取正確步驟支援自己，就會比低敏感人更容易痊癒。

你的先天條件使你在正向和高支援環境中充滿活力，能從失調中回彈。如果你善用優越敏感度，

小練習

釐清你的感覺需求

這項練習，有助於你更加了解自己的感覺需求。

1. 列出兩份清單，一份是哪些類型的感覺輸入，對你的神經系統有撫慰作用，另一份則是會帶來困擾的類型。盡量寫得具體，標出讓你舒心以及有壓力的感覺，各屬於什麼類型及其強度。
2. 仔細審視你列的兩份清單，思考你所偏好與想要避開的，是否可歸納到特定感官系統，例如視覺、觸覺、聽覺、味覺或嗅覺。
3. 留意浮現出的任何模式。你需要增加或減少什麼？你是否定期涉入特定活動或情境，而它是提升你的安適程度或是強化敏感度？
4. 持續為這兩份清單增添內容，在生活中留意讓你安適或困擾的新感官體驗。為你的敏感度偏好，列出詳盡的清單可能助益甚大，讓你打造出井然而有效的結構，來支援你的神經系統。過去某些感官偏好可能令你出糗，因此列出這樣的清單，可能促使你因羞愧感而沮喪不已。但我希望你能盡量對自己誠實，把清單寫得盡量詳盡，能幫助你了解自己，讓你做好調節自己獨特神經系統的準備。況且這份清單不必給任何人看。

在應付你獨特感官敏感度時，你可能感到孤立無援，但你並不孤單。以下是從我們社團成員聽來的例子：

無法忍受的事物：乾洗手的觸感與氣味、對拆開紙箱有障礙、黑板、咀嚼聲、手腳乾燥的感覺、觸碰以及其他形式的肢體交流（對親密關係可能構成獨特困難）、日光燈光線、某些香水或香氛蠟燭的氣味、煮熟的洋蔥、馬鈴薯泥或柳橙汁中的果粒等食物口感或是待在一大群人之中。

渴望的事物：需要不斷移動、由高處跳下、原地旋轉、劇烈運動、感覺得到重低音的高分貝音樂、多工式作業，例如邊做家事邊講電話、什麼東西都想摸一把、吃重口味或特別辣的食物、拔頭髮、啃指甲、動來動去與無意識的小動作。

就能享有高敏感的好處，例如更有創造力、同理心、覺察力和開放性，而又不致於落入失調。你愈是敏感，就愈是必須弄清楚，要如何管理壓力等級和調節情緒。精通這些技巧能阻止你的身心健康產生負面效應，甚至逆轉先前受到的損害。學會調節神經系統的方法後，高敏感人不只會體驗到不亞於（甚至超越）低敏感人的身心健康，而且能利用獨特天賦創造更幸福而滿足的人生。

敏感度是一項多面向的特質，對每個人造成不同影響。它會在你的生活中呈現何等樣貌，取決於各種因素的精細組合，包括遺傳、環境和你的人生經歷。你的人生旅程走到現在，可能因為這些因素而導致神經系統失調，以及目前正承受的各種症狀。若想有所進展，為調節之路奠定基礎，你需要先知道自己怎麼會走到這裡。

我在下一章會一路帶著你了解，你獨特的敏感度組合、難熬的人生經歷以及各種壓力源，如何匯聚起來而導致你的特定症狀。

第4章

臨界點：壓力和恐懼如何導致神經系統失調

近十年來，壓力與恐懼的相關研究如雨後春筍，而新冠肺炎疫情則是強大的催化劑。大量湧入的研究，讓科學研究者更加了解我們的身體如何回應和處理高壓情境，為我們提供寶貴的洞見，一窺壓力反應和恐懼反應與神經系統失調之間息息相關的樣貌。

科學界由近年暴增的壓力和恐懼研究中，獲得的最重要一項突破，是醒悟到我們對壓力的生理反應，遠比原本以為的要複雜。關於壓力和創傷的舊理論，焦點都放在較單純的獨立歷程。譬如說，有些理論主要關注自律神經系統，它是神經系統的一部分，負責調節諸如心跳和消化等無意識程序，以及下視丘——腦垂體——腎上腺系統（hypothalamic-pituitary-adrenal axis，簡稱ＨＰＡ軸），這是負責分泌壓力荷爾蒙「皮質醇」（cortisol）的人體系統。其他理論則主要聚焦於腦部大型區域或皮質。

不過近來的研究顯示，涉及壓力反應的不只有自律神經系統和ＨＰＡ軸，還包括遍及腦部的不同神經元群。這些神經元群不限於腦部單一區域，而是散布在許多區域。當你面臨威脅或挑戰時，它們會共同合作來決定你的壓力反應。

除了揭示我們的壓力反應有多麼複雜，近年的壓力研究成果，還呈現出每個人的壓力反應都很獨特的面貌。不論壓力源是大是小，我們對它的反應變化之多，都令人訝異。有些人可能在問題出現些微徵兆時，瞬間衝上高度警覺狀態；有些人即使處於極度艱困的狀況下，看起來仍老神在在。

你與他人的壓力反應會有差異，有個重要因素是：個人的生物學，也就是天生的基因以及固有的敏感度等級的不同。但你的壓力反應並非純然生物性——環境也有很大的影響力。這表示你過去的各種經歷，都在某程度上造就了你現在回應壓力的方式。

療癒失調的關鍵在於：理解和處理你的壓力反應中個別的差異。釐清你的基因組成和個人經歷是如何影響壓力反應，有助於辨識你的反應獨特之處為何。再來你就能對症下藥的採取實用療法，來支援你獨特的壓力反應，最終目標是藉此獲得健康有活力的身心和具備良好調節能力的神經系統。

在本章裡，我會引領你認識壓力反應與恐懼反應的系統。接著我會闡釋這些系統在什麼情況下會耗弱和失調，以及環境和遺傳體質如何造成神經系統內產生這些變化。理解之旅是至關重要的一步，能通往重拾健康的終點。

解開壓力之謎：探究身體的警醒度

當你面臨挑戰或要求，神經系統的反應就是壓力。你的身體隨時都處於某種壓力警醒的狀態，即使此刻你正在閱讀這本書，身體仍經歷著某程度的壓力。也許你很放鬆，呼吸悠緩綿長，感覺身體十分自在。也許你感到緊繃，焦急地想趕快讀完這一章，進入下一章。如果你擁有呈現不同壓力警醒等級的精確圖表，要確認自己目前的壓力等級，並觀察它如何塑造你當下的體驗，就容易多了。

壓力研究者留下的紀錄中，呈現出對應到不同壓力警醒等級的狀態時，腦部的各種變化。加州大學舊金山分校的伊麗莎．艾波（Elissa Epel）及其團隊，在摘要中說明這類腦部狀態研究的大致內容，並提到警醒可分為四個明確等級。

其他研究則證實在面臨極端壓力時，會出現另一種生理反應——僵住（freeze），而它與腦部的中腦導水管周圍灰質（periaqueductal gray）有關。「治癒你的神經系統」研究團隊和我，將這些數據資料納入一個壓力警醒的新模型，它是專門設計來支援你處理失調的，稱為「警醒度電梯」（The Alertness Elevator）。

警醒度電梯

把你的壓力反應想像成一部電梯，在回應生活中各種情境時，這部電梯會在不同的警醒度之間移動。每個「樓層」代表不同的身心警醒狀態，範圍是由一樓的深度休眠到頂樓的高度警醒。

━藍色狀態：深度休眠與細胞再生━

一樓是藍色狀態，也就是深度休眠狀態。在這一層，你的身心都處於深度放鬆模式。在冥想或熟睡這類活動中會進入這個狀態，而你的身體能趁此時再生細胞、自我修復。這個狀態的特徵為壓力等級極低，副交感神經活動增加（副交感神經活動是你的神經系統處於「休息與消化」的模式），以及強化細胞健康，能促進放鬆和修復。

━綠色狀態：放鬆且專注━

電梯向上，進入綠色狀態。這是你的「心流」狀態——你既專注又放鬆，身體也很自在。這個狀態讓你能一邊進行活動，一邊保持放鬆感。壓力等級剛好高到讓你維持專注，卻又低到你同時能保持

警醒度電梯：
了解你的身心狀態

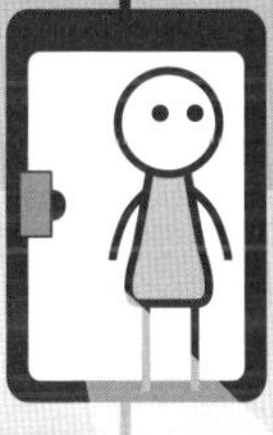

	可能出現的身體感覺	可能出現的心理感受	你所看到的世界樣貌
紅色	心如擂鼓、呼吸變急促、肌肉緊繃、冒汗	高度警醒、心驚膽顫、緊盯威脅、草木皆兵、焦慮、緊張、杞人憂天	充滿了威脅與混亂、難以預測的戰場
黃色	脈搏會變快、胸式呼吸、肌肉緊繃、感官敏銳	焦慮或緊張加重、腦袋停不下來或鑽牛角尖、下意識地感到不安全	累人的工作、不斷的變化、持續適應的壓力所構成的挑戰
綠色	脈搏穩定、腹式呼吸、肌肉放鬆	專注、放鬆、高效率、投入、樂觀、平靜、和諧、開放	是充滿機會的地方，所有挑戰都能夠應付，工作起來得心應手
藍色	平靜、放鬆、心跳和緩、呼吸緩慢深長	安詳、沉靜、富足、安全、滿足、自在、閒適	和平的庇護所，無處不安全，無處不和諧
紫色	**身體** 動彈不得、心跳和呼吸緩慢、肌肉鬆弛	**心理** 抽離、呆滯或耗弱、無助、僵住	**世界** 鋪天蓋地的混亂、難以承受、令人癱瘓

放鬆。你的心率和呼吸支持著你積極從事眼前的工作，注意力也受到強化。在這狀態下，神經系統中交感神經與副交感神經的活動是平衡的，前者幫助你發動引擎，後者幫助你冷卻。

黃色狀態：認知過載的跑步機

繼續搭電梯向上，到達黃色狀態，這是警醒與用腦的狀態，你的身心都正經歷中度壓力。這個狀態的特徵是心智負擔增強，感覺你的心智踩著一部永不停止的跑步機。這是一種認知過載的狀態，你的思緒在奔馳，且經常被擔憂、自我批判或羞恥感淹沒。這個狀態源自完成一項任務時需要耗費額外腦力，而結果往往是表現退步和更強的挫折感。你或許會發現自己心跳變快、肌肉繃緊，這些徵兆代表身體的壓力反應處於活躍而持續的模式。

紅色狀態：壓力反應劇烈與全面警戒

來到頂樓，紅色狀態，也就是劇烈壓力的狀態。你在此全面警戒，準備好戰或逃。這是你的身體面臨重大威脅時的反應機制。在紅色狀態下，你的心跳加速，將更多血液打入肌肉和器官，呼吸也變快，好讓更多氧氣進入系統。身體提高血糖濃度，用能量為你加把勁。與此同時，有更多血液由腸子輸往肌肉，為你做好行動的準備。在這狀態下，你的感官變得更敏銳，警醒度達到巔峰，這樣你能更容易快速有效地應付眼前威脅。身體藉由這種方式，讓你擁有成功度過難關的最高機率。

紫色狀態：緊急僵住與動彈不得

紫色狀態，可以想像成電梯裡的緊急停止鈕。這類似在你感應到極端危險時按下暫停鍵，因此身體僵住，基本上會動彈不得。威脅或危險的等級大幅上升時，你的身體會切換到防禦模式，例如僵住或是強直靜止（tonic immobility，就是暈厥）。在這狀態下，心跳會變慢，感覺自己動不了。僵住和強直靜止都是面對威脅的反應。僵住屬於積極反應，讓你能「停、看、聽」，做好戰或逃的準備；強直靜止則是消極反應，類似生理和心理都癱瘓了。

壓力的一體兩面

壓力雖然受到汙名化，但它其實未必是個麻煩。科學研究顯示，低度至中度的壓力能鍛鍊人的韌性。如果你的神經系統調節良好，當壓力源消失，你會穿過紅色和黃色狀態，靈活地回到綠色和藍色狀態。即使你仍處於紅色和黃色狀態時，這樣的壓力都不構成問題，甚至有益你的健康和成長。

處於紅色和黃色狀態時會啟動身體的防禦機制，在這種狀態中停留適當時間，能教育你的身體和大腦，未來會更有能力應付壓力。當壓力源消失，回到綠色和藍色狀態，身體便有了修復和恢復活力的機會。這個適應循環是建立韌性的關鍵環節。

然而，如果你卡在永無休止的紅色和黃色狀態迴圈裡，情況就不同了。一再重複的慢性壓力會傷害你的身體和心智，增加患病風險。研究顯示，承受慢性壓力的個人，光是預期即將發生壓力很大的事件，就可能開始承受巨大壓力了。所以問題不光是出在壓力很大的事件，就連「預期」本身都會觸發壓力反應，並造成健康問題。長此以往，慢性壓力可能改變神經系統的運作，製造出愈來愈難脫離的漩渦。

若要終結這個折磨的循環，你得學會管理你的「警醒度電梯」，必須讓自己的壓力基準回到綠色和藍色狀態，才能得到復原。在遭遇困境時，徘徊於紅色和黃色狀態間很正常，但身體和心智必須有足夠時間回歸到綠色和藍色狀態，才能夠休養生息。是否能在各狀態自由穿梭，攸關面臨壓力時，你的反應是能屈能伸還是會元氣大傷。

慢性壓力對身體的影響

過長的壓力令你在紅色和黃色狀態停留太久，沒有足夠的時間在綠色和藍色狀態修復，對健康可能有嚴重衝擊。當你出現延長或慢性壓力反應，你身體正常的壓力反應中有三個部分會失常，進而造成嚴重健康問題，它們分別是：皮質醇、氧化壓力（oxidative stress）與發炎。詳述如下：

一、**皮質醇**：當你處於黃色和紅色狀態，你的ＨＰＡ軸會分泌稱為皮質醇的壓力荷爾蒙，將它送往全身。皮質醇會發出訊號，要其他身體系統（例如免疫系統和肝臟）做好應付壓力的準備。在適度分泌時，皮質醇是有益的，但假如你的身體持續分泌大量皮質醇，就會浮現各種健康問題，包括體重增加和免疫系統變差。

二、**氧化壓力**：慢性壓力也可能造成氧化壓力，進而導致細胞和組織受損。當身體內部在製造稱為活性氧（reactive oxygen species，簡稱ROS）的有害廢棄分子時，你的身體會啟動將這些分子解毒或修復損害，兩股力量發生失衡時，就會出現氧化壓力。高濃度的活性氧可能傷害人體中的細胞、蛋白質和DNA。

三、**發炎**：慢性壓力可能導致長期發炎。發炎是正常的免疫反應，在生病或受傷時保護身體。然而，若是隨時都在發炎（慢性壓力可能導致這個反應），就會造成包括心臟病和關節炎等健康問題。

過量的皮質醇、氧化壓力和發炎，也可能擾亂細胞內的粒線體，抑制它們製造能量的能力。粒線體是細胞的發電室，負責製造大腦和身體正常運作所需要的大量能量。長久下來，慢性壓力會損害粒線體，使它們無法正常工作。你的所有細胞，尤其是腦細胞，都需要它們製造的能量才能運作；沒有它，你的細胞就開始罷工了。

回頭看第一章的彈珠台效應，你應該開始能清楚看出因果關係的連鎖反應是怎麼發生的，而最終，彈珠亂跑。慢性壓力破壞粒線體功能，阻礙細胞製造能量，是導致神經系統失調、發展出各種痛苦的身心症狀，這一系列複雜因果關係中的關鍵元素。

解析恐懼反應：生物性的生存機制

壓力反應與恐懼反應像是表親——關係相近，能互相影響。事實上，你如何感受和表達恐懼，可能取決於壓力等級。恐懼反應和壓力反應在腦部使用的路徑相似，涉及杏仁核、海馬迴、前額葉皮質和視丘等重要區域。在心生恐懼時，這些腦區會合作創造、儲存、喚起恐懼的記憶，而在受到壓力時，這些區域則會協助管理身體的壓力反應。

身體的恐懼反應可視為一種保護反射，類似啟動預設反應般，在你察覺危險或潛在傷害時，如閃電一樣迅疾地行動。然而，這種自然反射並未附帶說明手冊，列出你應該回應哪些刺激，哪些又該忽略不管。它的設計是迅速而有效地偵測環境中的危險，而你的人生經歷會訓練你的恐懼反應，讓它知道你該害怕什麼東西。

由演化觀點看，這可能是一大優勢，因為它讓我們這個物種能在多變的環境中生存和適應。人類天生具備由經驗中快速學習的條件，懂得畏懼任何可能造成傷害的事物。但是就個人而言，這種快速學習能力導致我們易於受到驚嚇，引發恐懼反應的不只是真正的威脅，也包括威脅性較低的狀況，例如不熟悉的社交情境或是過往的想法與記憶。神經系統學會害怕的其中一種常見管道，是體驗到令你感覺無助或不知所措的事物。這類體驗稱為「創傷性壓力源」（traumatic stressor）。

近幾年來，心理創傷的概念獲得廣大關注。然而，我發現「創傷」一詞往往造成嚴重的混淆和誤解，無法真實反映神經系統發生什麼事。最近的研究甚至顯示，你如何理解創傷概念，會直接影響你的神經系統。例如哈佛大學二〇二二年的一項研究中，研究者設計的實驗交付受試者兩種不同的任務，一種會使他們相信創傷概念只限於極端事件，另一種則使他們認為只要令人情緒低落的事，幾乎全都可歸類為創傷。

第二組受試者在經歷了令他們情緒低落的事件後，感受到更強烈的負面情緒。這類研究顯示，使用「創傷」這麼含糊的詞彙來討論廣泛的負面經歷，可能使原本就令人困擾的經歷更加惡化。針對該項負面經歷對你的神經系統造成什麼衝擊，更為詳細、具體地去了解，有助於增加你的韌性和神經系統良好調節。要了解負面經歷對你的神經系統造成什麼衝擊，很重要的一步是謹慎區分創傷性壓力源、創傷後壓力症候群（post-traumatic stress disorder，簡稱PTSD），以及經歷過創傷性壓力源之後，嵌在神經系統裡的警報器。

創傷性壓力源

創傷性壓力源指的是極度痛苦或不安的事件，令你感到強烈的危險或無助，屬於人生中可能遇到最糟糕的經歷之一。創傷性壓力源可能是受到攻擊或虐待這麼駭人，也可能平凡如分手、當眾出糗，或是兒時受到照護者忽視。**使某個情境成為創傷性壓力源的，並非它與別人的經歷相比之下有多可怕的客觀評估，而是它對「你」的應對能力而言，有多麼無法招架。**

當這類負面經歷結束後，通常你的神經系統需要一段修復期，有時候只有幾分鐘，有時候則需要拉長到數週甚至數月。在這段修復期，對該事件的記憶可能會侵入你的腦海，似乎沒來由的恐懼感和無助感也會闖進你身體。這些不請自來的記憶或感受，會讓你突然回到紅色或黃色狀態。神經系統會重溫創傷性壓力事件的某些環節，來整合它們並獲得療癒。整體而言，在修復期，你會花大把時間待在紅色和黃色狀態。這對修復過程而言很正常，沒有任何問題。事實上，人類神經系統擁有驚人的力量，能將最可怕的經歷加以整合並得到復原。

根據哥倫比亞大學的創傷研究者喬治・波南諾（George Bonanno）所言，就大部分創傷經驗來說，這些侵入的記憶會隨著身體和心智整合經驗、跑完修復流程，而漸漸淡化。不過在少數案例中，侵入的記憶會一直維持原狀，甚至惡化。如果侵入的記憶未隨時間淡化，就可能被診斷為ＰＴＳＤ。

ＰＴＳＤ：壞掉的恐懼反應

創傷性壓力源和ＰＴＳＤ是當前科學研究的熱門主題。隨著更多研究結果出爐，應該會有新的方式去理解創傷性壓力源以及腦部與身體的ＰＴＳＤ，增加我們的知識，幫助我們更有效地回應每個人的獨特需求。然而，根據波南諾的創傷與韌性研究，清楚區分正常的修復流程（本身就可能很難完成）和ＰＴＳＤ，有助於釐清你的經歷並幫助你復原。

經歷令人難以招架的事件後，進入高壓的修復期是很正常的，這顯示你的身體擁有驚人的能力，即使遇上艱困的情境也能持續運作——哪怕是極端的創傷性壓力源也未必會造成神經系統失調。它們或許會導致更長的紅色與黃色狀態期，讓你感到十分痛苦，但隨著侵入的記憶淡去，神經系統會有愈來愈長的時間處於綠色和藍色狀態，不論你在事件當下或之後累積了什麼細胞損害，都能夠復原。

然而在ＰＴＳＤ的案例中，侵入的記憶不會淡去，神經系統無限期地停留在高度警醒狀態，這是神經系統失調的其中一個原因。

分辨這兩者的差異很重要，其中一個理由是，若你知道在遇上創傷性壓力源後，經歷一段伴隨著強烈黃色和紅色狀態的侵入回憶期是很正常的，而大部分情況下，在你的身心整合完這場經歷後，記憶就會淡去——這些認知確實能推動療癒機制，並增強你的韌性。

如果已經過了幾個月，你仍在與侵入的記憶糾纏，或許就該尋求專業協助了。本書的實作練習能成為你踏上解決PTSD之路的支持力量，但如果那些記憶嚴重影響你的日常生活和正常功能，下一步絕對該去找醫學專家。

嵌入式警報器：忘卻已習得的恐懼反應

並非所有創傷性壓力源都會長久影響神經系統。有時候遇上創傷性壓力源之後，你只需要大哭一場、回想來龍去脈並允許自己憤怒或沮喪，或是與所愛之人共度一些美好時光，就能感到海闊天空、對一切釋懷。但有些時候，因為你的恐懼反應適應力太強，能快速學習，令你感到無法招架或無能為力的經歷，便足以將這段記憶嵌入你的神經系統。

負責儲存記憶的是腦中的海馬迴區域，而海馬迴與杏仁核有密切關聯；杏仁核是腦中攸關恐懼反應的區域。沒那麼強烈的創傷性壓力源，如果在一段長時間內不斷重複，相關記憶也會嵌入海馬迴。

當記憶嵌入神經系統時，你的大腦會針對身體所熬過的經歷拍一張「快照」，而這快照也會儲存到海馬迴。除了儲存這一堆詳細的資訊，大腦還學會再遇到類似的創傷性壓力源時，更快速地啟動警報器。研究顯示，神經元甚至會做出生理性的調適，使得遇到相關情境時更容易啟動警報器，這種調適作用稱為突觸增強（synaptic potentiation）。我則為它取名為「嵌入式警報器」。

嵌入式警報器未必是個麻煩，甚至可能救你一命。正因為如此，演化讓神經系統強烈傾向學會害怕，即使只遇上一次難以招架的經歷。試想像你在兒時差一點就被車撞，這經歷屬於創傷性壓力源，而你的神經系統嵌入一個警報器，專門注意和它看來相似的情境。假設成年後的你邊滑手機邊走在街上，不小心偏向迎面而來的車流。你的嵌入式警報器偵測到危險，啟動紅色狀態，於是你忽然心中一懍，及時抬頭並退後，躲開駛近的車輛。你的嵌入式警報器救了你一命。

然而，再想像另外一種並沒有真實危險的情境，環境中的某個元素，譬如聲音、氣味或特定組成條件，有點像昔日某個創傷性壓力源的一部分。在你遇上這個新情境時，嵌入式警報器響了，神經系統頓時陷入紅色狀態，雖然根本沒有任何威脅存在。與原始創傷性壓力源相關的記憶可能有意識地湧入，你也出現了相關生理反應；或者可能完全沒有記憶出現在你的意識中，有時候不論你是否清楚地想起了引發嵌入式警報器的經歷，都會重溫當初事件發生時的身體記憶。譬如說，你可能突然感到身體某部位一陣疼痛或緊縮，那是原始創傷性壓力源發生時，你受傷的部位，而你因此學到這個恐懼反應。

如果你的神經系統嵌入這個警報器的時間點，是在你幼兒時期遭遇重大事件之後，你對這個創傷性壓力源可能沒有敘述式記憶（narrative memory），但神經元裡仍然有警報器。敘述式記憶通常在三歲左右開始形成，但是對可怕情境的身體記憶可能更早形成，而嵌入神經系統的警報器就可能只與身體記憶連結。在沒有真實危險的當下情境中，也許你根本弄不清自己之所以突然進入紅色狀態，是因為環境中某個元素，造成你的神經系統啟動嵌入式警報器。

在安全的情境下，嵌入式警報器啟動未必是個問題。事實上，嵌入式警報器被觸發時，若你很清楚自己身在安全的地方，有助於從你的神經系統移除那個嵌入式警報器。然而，若是有一大堆嵌入式警報器等著在各式各樣的情境中啟動，就會導致神經系統失調。

正如同第一章提到的彈珠台效應，這些嵌入式警報器可能身兼失調的起因和結果。它們可能因為不停將你送入紅色和黃色狀態、增加若有似無的危險感，而造成失調。它們也可能是失調後的結果，因為如果你的神經系統已經失調，你更可能在更多情境下感到難以負荷，而嵌入更多警報器。除此之外，如果你的神經系統卡在黃色狀態中，無法回歸綠色和藍色狀態給你的安全感，那麼「忘卻已習得的恐懼並移除不再適用的警報器」這種正常流程，便受到了阻礙。

幸好你對恐懼反應並非無能為力。事實上，正如同你的神經系統能「學會」恐懼反應，也能「忘記」它。每當有個警報器響起，而你清楚意識到雖然自己感覺害怕，但其實很安全，這能幫助你的神經系統忘卻那個已習得的嵌入式警報器。了解這一點，能使你的恐懼反應不再危險和神祕，而你也能拿回主導權。

在接下來的章節裡，你會學到如何緩慢而輕柔地讓神經系統感覺更安全。隨著神經系統增加安全感，你能對自己的嵌入式警報器更有覺察力，用生理調節的方式面對它們，藉此「反洗腦」，用安全而積極的新體驗取代嵌入式警報器。

壓力和恐懼的影響為何因人而異？

每個人對壓力和恐懼的反應，為什麼有如此大的差異？為什麼有些人面對逆境似乎適應良好，有些人更容易不知所措，甚至發展成PTSD？要知道答案，必須了解你的神經系統在怎樣的情況下，會失去靈活回應壓力源的能力，並開始失調，持續卡在警醒和恐懼的黃色與紅色狀態。

先天與後天的共同作用，決定臨界點在哪裡——也就是你的神經系統在哪個點，會停止靈活回應壓力和恐懼，進入失調狀態。你的先天本性（或說基因組成）為你的個性和固有的壓力反應提供藍圖。另一方面，後天養成（或說環境影響），包含你的教養、人生經歷和當前的處境，都影響你的基因藍圖如何呈現出來。

暫時想像你正拿著裝了彈珠和水的杯子。彈珠象徵你對恐懼和壓力的天生敏感度，水則代表你的壓力反應。當你遇上壓力源，就像是往杯子裡倒入更多水；而處於綠色和藍色狀態，讓身體能休息和修復，則像是從杯子倒出水。只要杯子的水沒有滿出來，你的神經系統就仍調節良好。但假如你倒進太多水，又一直沒有倒水出來，也就是在紅色和黃色狀態度過太長時間，綠色和藍色不足——你的杯子就會滿溢，而你的神經系統就失調了。

如果杯中的彈珠較多，你對壓力源的反應可能更劇烈。上一章討論過，神經系統較為敏感不一定是問題，而且在恰當的條件下還是一大優勢。它讓你能深入處理思維、感受和經驗，有時能對別人忽略的事物，給出深刻的洞見、欣賞和理解。但是敏感度較高也代表你更可能觸發壓力反應。

現在想一想杯子本身的大小，那代表你應付壓力源的量能。好消息是，這個杯子的大小並非固定的，能夠隨時間而改變。雖然你天生的敏感度（彈珠數量）至少有一部分是寫在基因中，不太可能撼動，但有許多事物都能影響你的杯子大小，賦予你更多處理壓力源的量能。

想像你的教養和童年經歷是杯子的原料，如果你在相對安全的環境長大，在那段養成期學到了健康的情緒調節技巧，你的杯子應該就會又大又堅固。換言之，你有良好的條件能處理更大量的壓力。但即使較為坎坷的童年使你的杯子比較小，成年後的你仍握有很大的控制權，去決定你的杯子能有多大。例如成年後的你有良好睡眠和運動習慣，就能讓杯子大一點，增加你的抗壓性。你兒時或許沒能向照護者學到的情緒調節策略，成年後補學起來，也對你的杯子大小影響深遠。相反地，高壓的生活方式也可能讓你的杯子變小，降低你的耐受度，荷爾蒙變化與老化也可能縮小你的杯子。

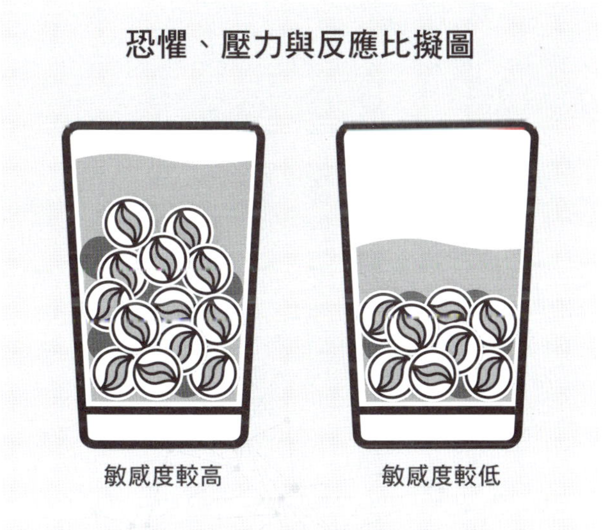

你應付壓力的能力和臨界點在哪裡，並非完全受制於你的基因或環境。你對壓力的天生敏感度或許是以基因藍圖為基礎，但你成年後的選擇、對自己的了解，以及你學會並執行的技巧，都對你的杯

子大小有重要影響。在接下來的章節，我會教你如何運用這一切來讓杯子變大，逆轉你的失調。

改善神經系統調節必須懂得一些技巧並確實執行，以駕馭你的思想、情緒和生理感覺之間的相互作用，才能在不同的警醒度之間來去自如，而不是大部分時間都受困於黃色和紅色狀態。如此執行之後，你不只是管理壓力，更是主動提升應付壓力的量能。**你真正的力量就在這裡：不是迴避壓力，而是當壓力來的時候，更善於與它交手**。這正是我希望透過本書給你的利器。

童年經歷如何影響壓力反應

你的童年在塑造現今的壓力反應上，扮演著重要角色：它影響了你現在的杯子有多大，而那代表你在杯子滿溢陷入失調前，能應付多少壓力。你的童年也深深影響著警醒度電梯是否運作正常，電梯會在一天中，每分每秒帶你在不同等級的壓力間上上下下。如果兒時的你未受過訓練，讓神經系統能靈活回應壓力、在壓力源結束後送你回到放鬆的綠色狀態，現在成年的你或許也很難辦到。

不過這些因子並非牢固而不可撼動。**許多研究都指出，人在成年後若是神經系統調節良好，你的壓力反應和應付壓力的量能是可以改變的**。釐清童年的哪些因子可能造成現在的調節程度，有助於你確認自己怎麼會成為現在的樣貌。光是查明前因後果，就能增進神經系統的秩序，心理學家稱之為「心智的凝聚力」，就能大幅改善神經系統的調節狀況。

幼兒時期的環境

二〇一四年，馬可・德・朱第切（Marco Del Giudice）博士及其同僚提出一種模型，來說明人的一生中，是如何發展出不同等級的壓力反應。他們稱之為壓力反應的「適應校準模型」（adaptive calibration model）。根據他們的模型，神經系統會根據你當下感覺環境有多危險，來暫時調整敏感度。

這個機制從你還在娘胎裡就已開始。早在出生前，神經系統就利用它能得到的各種資訊，例如你獲得多少熱量、你的母親傳送給你多少壓力荷爾蒙，藉此預測你的環境風險多高，它會根據這個風險值來設定最初的壓力反應等級。

在整個童年時期，壓力反應會持續做出大幅度的校準更新。大腦在童年時期發展得最快，因此環境對你的神經系統反應力有重大影響。即使你已成年，每一次重大的人生轉變都會對壓力反應進行校準，使它愈來愈趨近於適合當前環境條件的理想狀態。在每一次重大發展階段，例如出生、由兒童轉為青少年，以及進入中年或更年期，你的神經系統都獲得另一次調整壓力反應的機會。除此之外，你的反應力不只是在重大發展里程碑才會重新校準。任何代表你脫胎換骨的重大人生事件，都足以使你的壓力反應重新校準。譬如就任新工作、畢業離校、結婚，都有可能促使你的壓力反應有所調整。

假設你小時候生活在危險、不可預測或受到忽視的環境，那麼與生活在通常感到安全和受呵護的環境相比，你的壓力反應可能會敏感許多。根據適應校準模型，對壓力較為敏感，並不等於你的發展有任何缺陷。事實上，你的神經系統適應力很強，才會將環境的多變和危險感覺吸收內化。這種如影隨形的隱約危險感，使你更警醒和提防，因此你在不安全的環境中會有更高的生存機會。

適應校準模型提到四種壓力反應模式：

一、**敏感模式**：如果在你兒時，神經系統評估環境是安全而低壓力的，你很可能會發展出敏感的神經系統，它對環境開放且易有反應。

二、**緩衝模式**：在中度壓力環境，你的神經系統反應力也處於中級。比起在極低壓力環境長大的孩子，你可能對壓力還沒那麼敏感。許多研究者相信，這種隨時保持隱約安全感、但仍感到中度壓力的模式，能讓兒童達到最高等級的韌性，為他們打好日後茁壯發光的人生基礎。

三、**警戒模式**：在不安全或不可預測的環境裡，你很可能發展出對壓力的高反應力，讓你能快速應付威脅、保護自己。這個模式讓你的神經系統保持警戒。儘管它對不安全的環境（例如治安差的社區）適應良好，長久處於這種模式會快速累垮你的身心，更容易發生失調。

四、**淡漠模式**：在經常使你難以應付的極高壓環境裡，神經系統的適應方式是將壓力敏感度減弱到極低的程度。這種模式對壓力最不敏感，背後的原因可能很悲慘——因為在你長大的那個創傷性環境裡，對壓力有反應派不上任何用場。你最好盡可能無視壓力，保留體力。

你可能對其中一種模式感同身受，但確實釐清你屬於何種模式，並不是那麼重要。事實上，由於整個童年期的狀況可能持續改變，很難將童年經驗歸類到單一敘述中。但適應校準模型點出了兩個重點：它以生物性角度解釋人在童年期對不同程度的壓力，可能有天差地遠的感受，再點搭配人天生的基因藍圖，會使他們長大後出現令人咋舌的壓力反應差異；它也展現了雖然兒時環境對形塑當前的壓力反應影響深遠，但你的反應力仍可以在後來的一生中持續更新，你並非注定要背負著兒時發展出的模式過活。科學文獻中能清楚地看出這件事，它也是我希望你進入接下來的章節前要知道的關鍵訊息。

你的教養

在童年時期影響神經系統最重要的環節，就是你與父母或其他主要照護者之間的關係。依附理論的科學研究顯示，兒童在童年與主要照護者的關係，與訓練他們的神經系統如何應付壓力息息相關。

依附理論研究者認為，若是兒童在壓力大的情境下會靠近照護者尋求安慰，而照護者也總是能將孩子安撫到一定程度，在壓力源過去後孩子就能繼續玩耍，這個孩子與照護者之間的連結就是「安全」的。而若是孩子在沮喪狀態下不會靠近照護者尋求安慰，或是孩子雖然尋求安慰，但壓力源過去後孩子仍未受到安撫，這個嬰兒與照護者的連結就視為「不安全」。

如果你兒時發展出安全依附，大概就比較能遊刃有餘地調節情緒和應付壓力。若你進入紅色或黃色狀態，等到壓力情境解除，就能靈活地回到綠色狀態。另一方面，如果你屬於不安全依附狀態，你可能覺得管理情緒和應付壓力比較吃力。譬如說，每次壓力源過去之後，你都困在黃色狀態很久，難以回到綠色狀態。

好消息是，即使你兒時錯過這種神經系統訓練的某些部分，成年後你依然能為神經系統進行這類訓練。本書所有實作練習都有助於重新訓練你的神經系統，讓它更有彈性地應付壓力。我會在第九章繼續探討依附理論，並告訴你有哪些具體技巧能填補神經系統調節訓練的空白，以免你兒時的主要照護者漏掉了這部分。

整合所學，準備開始改變

我在本章讓你知道，恐懼和壓力都是人體正常且重要的功能。然而，當恐懼和壓力發展為慢性，就可能導致失調。你落入這種情況的機率有多高，取決於你的基因藍圖和人生經歷。雖然基因藍圖是無法改變的，但你確實可以改變神經系統應付壓力的量能，而那足以逆轉神經系統失調。你能忘卻已習得的恐懼反應，將兒時錯過的神經系統調節訓練補齊，擴充未來應付更多壓力的量能（也就是杯子容量），不致於落入失調。

在下一章，我會教你聚攏這些遺漏的拼圖，排列成正確順序，按部就班地實行所有必要步驟，讓神經系統再度順暢運作。

第5章

逆轉神經系統失調的五階段計畫

讀到這裡，相信你已經理解了神經系統為何會失調，也明白神經系統失調正是各種令人痛苦的身心症狀背後未被察覺的原因。你也認識了可能導致神經失調的各種複雜因素──從當前的敏感度、天生的基因組成，到在你身心留下印記的各種人生經驗。現在，該是將理論付諸實踐的時候了，這樣才能逆轉神經系統失調。在本章，我會與你分享一個直觀且實際的治癒方法，我稱之為「五階段計畫」。

認識五階段計畫

第二章中，我提到過「快速修復循環」在我們的文化中無所不在。也因此，許多人在療癒之路上往往難以前進，反而像在原地打轉，不斷嘗試各種傳統醫學、替代醫學和整合醫學的方法，例如瑜伽、冥想、針灸、催眠等等，無所不試。

這些治療方式若是用在適合的人身上，確實可能發揮奇效，但若未納入一個整體且有系統的修復計畫中的話，不太可能讓你重建調節良好、正常運作的神經系統，且往往導致兩種結果，不是迅速耗盡你的力氣，就是因為不確定該從何著手，也無法針對特定情況判斷該以何者為優先，最後不了了之。

我認為，在這樣的療癒歷程中，少了一項簡單而直接的策略，來達到治癒神經系統失調的效果。我與許多力圖調節神經系統的人勉力合作，發現要建立調節良好的神經系統，必須依循特定順序，並將過程化整為零，轉化成為可行又不會太耗神的小計畫。因此為了填補我們治癒神經系統失調的一個空缺，我開發出這項「五階段計畫」。

「五階段計畫」治癒神經系統失調的方式，是藉由目標明確、按部就班的流程，活化、復甦**「神經系統健康四大梁柱」——身體、心智、連結與精神**。計畫中的各個階段，明確針對這些梁柱加以強化，並帶來持續的療癒和成長。每一根梁柱都能被條理分明地呵護及修復，不放過任何細節，最終帶給你調節良好、更健康的神經系統。「五階段計畫」的重點不只是修復失調，也要強化韌性，並增強你應付生活挑戰的能力。

在這張「五階段計畫」示意圖中，起點是左側的症狀，例如焦慮、過勞和慢性生理狀況等。這時，你的四根梁柱中，至少會有一根是相對虛弱的。你的療癒之旅，將從建立基礎結構開始，這個基礎能支撐你走完五個階段。接著你會依序度過各個階段，每個階段都會強化上一個階段，最後，你將擁有一個能夠靈活回應壓力源的、良好調節的神經系統。同時也會感覺到十足的自

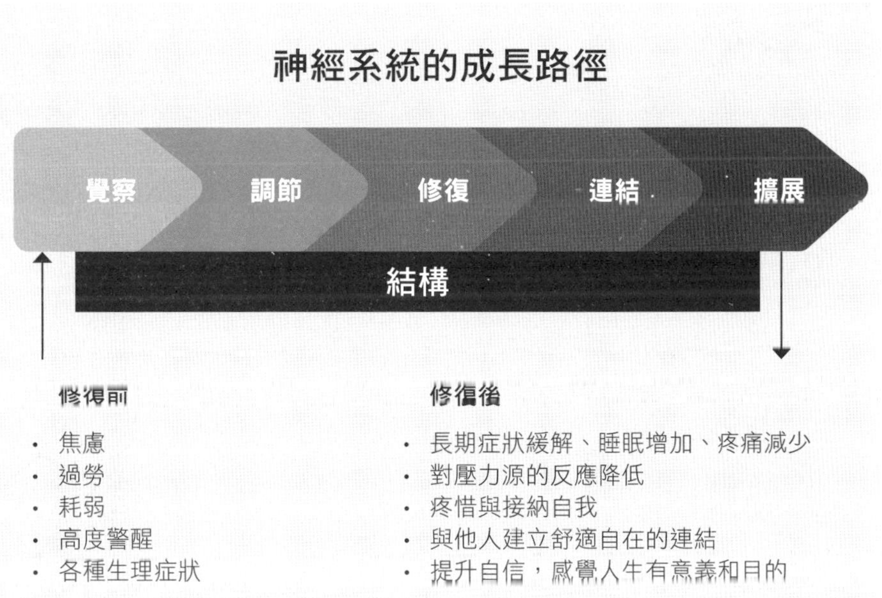

信，慢性症狀也很可能緩解了。四大梁柱的每一根都會很強健。

在接下來的章節中，我將會詳細說明每個階段，並說明哪些練習能幫助你達成該階段的目標。不過，開始之前，我想先要簡單介紹「五階段計畫」的內容，以及你在各階段能有什麼收穫。逆轉神經系統失調的五個階段為：覺察、調節、修復、連結、擴展。

第一階段：覺察

這是「五階段計畫」的起點。在「覺察」階段，你可能感覺耗弱且充滿挫折感；可能想不透，雖然已接受治療或專業建議，身心症狀卻沒有要消失的跡象；甚至可能感覺自己就像個開放性傷口，並為自己的高敏感感到懊惱，感嘆著人生很難。在這個階段，你很容易因為這些感受責怪自己，尤其當你被灌輸：應該要能直接「放下」痛苦的原因，例如思考模式、感受、鑽牛角尖、心理疾病，甚至是你的自我意識。

這個階段的重點，是放慢你的慣性反應，並要更清楚你的神經系統在每一刻所發生了的變化。這表示，要更加覺察當下的思緒、情緒和生理感受，讓「神經系統健康四大梁柱」的「心智」梁柱更強健。率先完成這個階段很重要，因為若是你沒有先覺察心智與身體中警報器的模樣，就無法真正解除它。正如同〈神經系統調節指南〉中密勒日巴的故事（見第三頁）——知名禪修大師學會向魔鬼低頭，說：「你若想吃我，就吃吧。」——你也將會學到打開心胸，對自己的思想、感受和感官產生好奇，即使這些經驗令你感到不安或害怕。

此外，在「覺察」階段，你也將學會辨識自己在任一時間點，是位於警醒度電梯的哪個樓層。你會開始辨別自己何時處於紅色、黃色、綠色或藍色狀態。這件事非常重要，因為你能藉此重新連結內在感官，了解身體的感受。你不只是能夠覺察自己的思想，更能覺察自己對壓力源的生理反應，並將這些反應視為正常、健康甚至有益。

第二階段：調節

這個階段的重點，是解除內在感官的警報機制，並重建你與身體之間的信任感。在這個階段，你將了解哪些身體練習能創造安全感，並有助於培養有感的自信。透過這些身體練習，你能強化四大梁柱中的身體梁柱，讓自己在面臨觸發因子時，能夠減少恐懼和焦慮的反應。走過這個階段的過程中，你也在鍛鍊調節情緒的能力，尤其是恐懼反應。當你建立這項能力時，會更有自信地以好奇和開放的心態來面對艱困狀況，而非反射性地將其視為威脅。

「五階段計畫」中的「調節」階段，將教導你如何減輕當下浮現的壓力和焦慮，讓你取回心智和身體的主控權。當人們體驗到這種新的主控感時，往往會震驚地發現，原來自己能夠引導身體，而非只能任其宰制。尤其如果你一直深受焦慮和恐慌發作之苦，這對你來說可能會是個巨大的轉變，有了這份新的安全感，你能擁抱自己的思想、情緒與生理感官，與各種感受同步，而不再覺得會被它們吞噬或消耗殆盡。你的神經系統也終於能放鬆下來，進入充滿安全感的新狀態，並能移除一直緊繃著的警報器。

第三階段：修復

這個階段的重點，在於自我悅納以及靈活地面對挑戰。在上一階段中，你已經學會了在壓力浮現的時及時調節，並體驗到掌控神經系統的新感受。**到了這個階段，你將學會如何更靈活地回應形形色色的壓力源，讓自己只是暫時進入紅色或黃色狀態，不再因此被拉回神經系統失調的循環**。

你也會在這個階段，開始療癒某些潛藏較深的傷口或模式，它們或許也是造成失調的原因。你將學會利用一些技巧，幫自己轉移到更高的安全依附狀態，並捨棄失常的應對策略——就是整個計畫「難的部分」，你懂吧。這也是一個適合與執行團隊成員或社群合作的好時機，共同解除那些往日的創傷性壓力源在你心中埋下的警報器。只要你已經透過前兩個階段「覺察」和「調節」，成功培養出身心的安全感，這階段的深度療癒將會事半功倍。

直接去挖掘深層傷口以求快速療癒，雖然誘人，但往往會有反效果。如果尚未打好覺察與調節的基礎，就直接越級挑戰高難度的修復，很可能會導致耗弱、症狀加劇，甚至讓你不再按計畫走。若想有持久的改變，你必須緩慢而堅定地依序走過每個階段，將這趟新的療癒之旅培養成一種好習慣，而不是再次落入快速修復的循環。

「修復」階段的重點，在於修復和再創你的神經系統靈活度。過往的負面經驗，使你用痛苦、壓力和恐懼來回應壓力源，這個階段的目標，就是消除這些效應。這個階段主要的聚焦於結合「神經系統健康四大梁柱」中的心智梁柱和身體梁柱，同時也開始納入連結梁柱。

到了這個階段，非常重要的一點是：讓身邊圍繞著支援你的人——無論是執行團隊成員、心靈導師、朋友，或家人都好。你也可以透過社群或團體得到支援，例如「治癒你的神經系統」社團等網路論壇、冥想課程或團體治療活動。

第四階段：連結

來到計畫中的這個階段，你將對自己能安全而平靜地管理內在能量會更有信心。你不會再因為每個突然冒出來的高壓力念頭、感受或內建警報器就被打亂陣腳，而感覺愈來愈能信任自己，因此，現在正是時候，讓神經系統與周遭世界建立更深層連結；這包括與目的感、他人、自然和美產生連結。這個階段也會幫助你強化「神經系統健康四大梁柱」中的連結梁柱。

你將學到不再總是對他人感同身受，不會再無界線地感應到他們的情緒（亦即過度同理），而改為真心同情他人，卻也同時保有對自身感受的控制權。你會更有決斷力，設定更明確的界線，並為生活引入更健康的人際關係。你在社交場合裡也會開始更自在，發現自己不再因為跟人相處就精疲力盡。感到孤單、隔絕、與周遭世界脫節，對我們的神經系統傷害很大。若能與自然環境發展出特殊連結，發掘我們天生的美感和創造力，實現我們的天命，能以最正向的方式為我們與世界的關係帶來重大改變。

「自然」尤其與人類的神經系統擁有本質上的連結。重新建立起神經系統與自然界的古老連結，能找回你和所有人互相連結的感覺，不再感覺那麼孤立。「五階段計畫」的連結階段能帶來穩定、洞察和喜悅的深層感受，且是與他人共享。

第五階段：擴展

來到「五階段計畫」的最後一個階段，這將提供你一個機會，以更積極正面的態度來理解、感受並回應壓力源。自從壓力成為威脅和危險的源頭以來，你已有了長足的進步；**現在，你將學習與壓力合作，共同擴展神經系統的量能，為自己的每一天打造更高的能量，並持續成長**。你也將學會擴展體驗驚奇之事的能力，這類體驗能引導你通往神經系統健康的第四根梁柱，也就是精神，或是與超越自身的崇高的事物產生連結。

在這個階段的過程中，你或許會注意到，自己日常的思維、感受與生活方式開始產生改變。你會以全新的角度看待世界，並以好奇和勇敢的態度面對生活。你可能會察覺，一種富足與慷慨的意識在心中油然而生，你還會覺得自己有很多想法可以與他人分享。

在「擴展」階段，你將發展出深度的信任感——不光是面對挑戰更有自信能兵來將擋，水來土掩，更會對生活的開展充滿信心，即使面臨艱困的經驗，也能從中看出突圍的優勢與發現轉機，同時培養出目的感與意義感，內心生起一股渴望，驅使你將自己的資源與世界分享。

治癒神經系統失調的四項誓言

在踏上神經系統恢復調節之路時，有某些議題會不斷出現，阻礙療癒進行。為了做好成功的準備，請思考下列四項誓言。假如某一項似乎是對你的療癒之路有幫助的合理選項，你就先鎖定它立下誓言，再繼續後續章節的練習和策略。在你遭遇困難時，這些誓言能幫助你保持在正確路徑。把它們寫在筆記本上，放在電腦附近、貼在冰箱上，或是擱在床邊，這樣你一起床就能收到提醒。

誓言一：我會少量多餐

調節神經系統的行動必須如入日常生活中，你還是要上學、上班、照料所愛之人，或從事任何填滿你日子的重要活動。你不需要每天投入好幾小時練習來幫助你調節神經系統。事實上，如果你的神經系統失調，大概也沒有時間或精力認真投入整套的新練習——你那杯彈珠很可能已經滿出來了。

調節神經系統的關鍵，不是進行長而複雜的練習，而是持續不輟地進行簡短、直觀的練習。最後，你會精通保持神經系統良好調節的技巧。不過精通任何技巧都需要時間，精通調節神經系統尤為如此。沒錯，你會突然有了飛躍進展，也有些時刻感覺能快速增進能力與進度，但事實上，持續不輟的練習比任何事物都能帶你走得更遠。

在「五階段計畫」的各個階段，持續撥出短暫時間重複練習，有助於建造新的神經路徑，讓神經系統能可靠而有彈性地恢復調節。有時可能感覺進展緩慢，但每一次重複練習都能發揮累積效果，自到最後，你可以收穫所有努力所種下的果實。

一持續穩定前行一

我們有時會在一些人身上看見與此相關的障礙，那就是卡在計劃與分析的步驟，卻沒有付諸實行。神經系統調節並非一種認知程序。你當然要用上頭腦，才能理解良好計畫並執行，就像你現在在做的事。然而，單憑計劃、擬策、分析等認知程序，是不會讓你的神經系統恢復調節的。所以我們才強調是「少量」執行。即使只是一小步，只要每天堅持，都能幫助你看見效果，感覺神經系統的量能有所提升。

誓言二：我會細嚼慢嚥

我們常在剛起步的人身上看到的另一種失誤，是貪多嚼不爛，弄得自己精疲力盡。你將學到的「五階段計畫」實作練習並不複雜——大多可以在五到十五分鐘內完成，因此你或許發現自己想加快進度，一下子做了多項練習。你一定要抗拒這種誘惑，以緩慢穩定的步調進行。開始治癒失調的神經系統更像一場旅行，而不是賽跑。要保有這個心態可能很困難，因為我們許多人都有揮之不去的急迫感，只要沒在趕進度就會充滿挫折。感覺自己療癒的速度不符合期望，往往令人灰心。你可能發現自己開始問：「我為什麼還在此掙扎？痛苦何時才會結束？」

持續穩定前行

人常常為自己設定時間表，並據此懷抱不切實際的期望，可能會導致失望甚至愧疚的感受。但成功與否不是建立在你執行「五階段計畫」時，能多快進入下一階段。逼迫自己一下子做太多種練習，或是太快衝完五個階段，實際上可能創造出更多額外的壓力與焦慮，妨礙你的進度。

在「五階段計畫」的第一階段「覺察」，你會了解有哪些練習能幫助你傾聽身體。驅動你加快速度的欲念，通常是來自一種內化的急迫感。你或許會注意到自己咬緊牙關或繃緊肌肉，也許是你的心或直覺警告你有危險，所以你需要療癒得快一點。別讓那股急迫感為你的旅行定調，你要溫柔地與它共存，視之為一個內建的舊警報器，用安全、安撫的態度和它相處，正如同應對一個害怕衣櫃裡有怪物的小孩。

誓言三：菜色單純化

多工作業會牽動警醒度電梯到達黃色狀態。你的頭腦努力同時記住許多事情，並設法滿足各種需求，會非常消耗工作記憶[1]。別讓「五階段計畫」成為害你進入黃色狀態的另一件事。你應該一次設法完成「五階段計畫」的一個階段，並且在每個階段中，每次只挑一項練習來執行。我們在「治癒你

1 編註：working memory，指集中專注並短暫記憶的能力，是一種記憶容量有限的認知系統，被用以暫時保存資訊，對於推理以及指導決策和行為有重要影響。

的神經系統」網路社團中，每週只交辦一項練習給成員，以幫助他們保持穩定步調，不致於耗弱。我建議你也維持同樣步調，每週只做一項練習。假如你發現某項練習很有用，應該把速度放得更慢，反覆做那項練習，持續幾週都無妨。容許自己順從你最敏感的那些部分，而盡可能放慢速度。

神經系統中最敏感的那些部分，也是最容易耗弱的部分。雖然違背直覺，但是慢慢來其實能降低耗弱的可能，而帶來更為良好調節的神經系統。

想像自己進展到最後的「擴展」階段，感覺調節良好、連結緊密，且深度信賴你的身體能恰當回應壓力，感覺似乎前路迢迢，不過只要依循我的「五階段計畫」，一次只做一項練習，讓每項練習都有前一項練習做為穩固根基，做起來就會簡單直觀得令你訝異。

持續穩定前行

這項誓言有助於你對抗一種常見的障礙，那就是追求新奇酷炫的技巧來逃避療癒之旅中面臨的挑戰。別誤會：嘗試新做法很有趣，有時候也有幫助。由於這類主題相關的書籍、課程和資源都多如牛毛，可探索的解決方案絕對不虞匱乏。但是持續尋求新做法、工具或習慣，終究會淪為逃避落實以治癒和調節神經系統的手段。別被糊弄了：這是我們在第二章討論的「快速修復循環」的另一種變體。當你開始想要尋求酷炫新技巧時，就要有所警覺，記住，儘管這種心態是療癒之旅中很正常的一部分，但你若能置之不理，回來做這些已證明能帶你通過旅程最難關卡的練習，你的進展會更快。

誓言四：吃苦當吃補

治癒失調的神經系統可不是等閒之事，過程中勢必會面臨阻礙。你可能要花上比預期中更長的時間，才能抓到第一步覺察練習的竅門，並開始感受到功效。隨著你的神經系統調節有所改善，你可能會感覺生活不斷將更多壓力朝你丟過來。也可能正當你覺得日常生活趨於穩固，又發生重大的壓力事件，徹底打亂你的平衡。

壓力研究者發現，人對出乎預期的事件和壓力源，會出現兩種必然擾動原訂計畫的反應：

一、將意料之外的新事件視為威脅：這類人會感到憤怒、怨恨或害怕，因為新的障礙防止他們執行精心擬好的計畫。

二、將意料之外的新事件視為挑戰以及成長機會：研究顯示，將新障礙視為挑戰的人，比將之視為威脅的人具備更高的韌性。

這項誓言的第一部分是認知到障礙絕對會出現。你無法預測它們是什麼，但每當它們出現，你可以對自己說：「啊，沒錯，正如我所預期！」於是不管它是什麼，使你耗弱的機率都會大幅降低。第二部分則重塑你對無可避免的障礙有什麼看法——它們出現時，你可以當作是另一項挑戰，另一個練習覺察和調節技巧的機會。學習就是反覆試誤的過程，正是我們遇上的障礙讓我們學到東西，它們不是額外添加的麻煩。所以每當你克服一項障礙，神經系統應付壓力源的能力就會成長。

持續穩定前行

與此誓言相關的，是人往往會追求辦不到的目標或不切實際的期待。要當心你內心任何說你做得「不對」的聲音，特別留意完美主義者傾向是不是又跑出來了——別落入陷阱，認為一件事若是不完美，就不值得做。別跟他人比較，跟你自己比就好。目前你的神經系統處於失調狀態，這是你的基準線。只要比這條基準線更好，哪怕只是片刻的綠色狀態，或是比平時的你多增加幾分鐘能休養生息的深度睡眠（藍色狀態），就是巨大的勝利了。優於基準線的任何改善，都值得慶賀且證明你在進步。

常見問題集錦

以下是幾個常見的重要問題，蒐集自執行「逆轉神經系統失調的五階段計畫」的人。提出疑問是這過程中極為寶貴的一部分。當這類疑問浮現，表示可能是你的理解能力在提升，也更能夠掌握你複雜的健康問題。你走過療癒之旅的過程中，隨時都可以回來這裡查找。

問：要花多久才能讓我的神經系統恢復調節？

答：你的神經系統歷經多年時光才發展為失調狀態，因此也要花時間才能加以逆轉。至於是多久呢？因人而異，所以很難判斷**你**要花多久，不過依循「五階段計畫」，就能明顯比漫無章法地進行調節程序要來得快速。以這樣的認知為基礎，以下指導原則能估算「五階段計畫」使用者通常耗費的時間：

- 平均而言，執行「覺察」和「調節」階段的練習達四到六週後，你會開始感到緩解，感覺更平靜，對觸發因子有不同的反應。
- 過了四到六個月，你體驗到的成果會固定下來，且更加持久。
- 嵌入式警報器、極度過勞和依附創傷等更加深層的問題，通常要花更長時間才會治癒。根據科學研究作出的估算，每天進行短時間練習達一到兩年後，有望為這些深層問題帶來徹底改變，不過你的特定狀況仍占很大的因素。若你花了更長時間也別氣餒，這很常見。

正如同要精通武術，精通神經系統調節需要一輩子全心投入於滿足自己的需求。但你不需要同時精通所有事！由簡單的做起，用心學習和療癒，享受自然發展的旅程。你的投入與努力會帶你找到嶄新的自由感與平和感，且它們能持續終生。

問：「五階段計畫」對我的診斷結果或症狀有幫助嗎？

答：大家在處理生理或情緒問題時，往往滿懷焦慮，不確定到底是否存在有用的辦法。你將在接下來的章節中看到，科學研究已證明，調節神經系統的各種練習與技巧，對形形色色的健康狀況都有正向效果。調節神經系統至關重要，那樣你才能修正問題之下潛藏的根源，不過你也應該與替你診斷的任何專科醫師共同合作。

問：神經系統失調還能治好嗎？

答：可以！你的神經系統不必一直陷在慢性壓力的模式中，它有潛力逆轉自身的失調狀態。我收錄在本書的練習都以科學研究為基礎。已有愈來愈多科學證據證實，我們使用的練習，對於逆轉神經系統失調是有效且有益的。

問：如果我已經在進行其他作法，例如：肌體治療（somatic treatment）**、談話治療、認知行為治療**（CBT）**、眼動減敏與歷程更新治療**（EMDR）**等等，還能使用「五階段計畫」嗎？**

答：對付神經系統失調這類複雜問題時，結合不同的作法很有幫助。這些治療形式能支持與強化你在「五階段計畫」的進程，反之亦然，帶來更有力的綜合效果。然而，也要留心前面段落討論的那些誓言。別一下子對太多不同作法與方法投入太多心力，也別卡在計劃和研擬究竟要採取哪些作法，卻始終沒真的開始做。如果你已經在與CBT、EMDR或談話治療等治療師合作，我建議先諮詢他們再開始「五階段計畫」。他們可能是很有幫助的盟友，屬於你開始執行新練習之前，應該要在身邊陪伴的支援者之一。

有時候最好先完成目前這一輪治療，再加進新元素。若你正在做的事已經對神經系統構成沉重負荷，例如重新整理創傷性壓力源，那更該如此。不過一旦你具備量能，讓「五階段計畫」與目前的療法雙管齊下，可以達到加乘效果。

問：神經系統失調是心理或生理上的診斷？

答：兩者皆非。它是一種框架，有助於你更了解自己的症狀並採取相應的改善作為。有鑑於此，依循「五階段計畫」調節神經系統，並不是為了取代你與醫療提供者的關係，他們才能為你診斷和治療，諸如病毒、感染、糖尿病、癌症等疾病。與醫學專家合作，對「神經系統健康四大梁柱」的身體梁柱很重要。任何潛藏的健康問題，都可能是導致神經系統失調的一部分原因，必須由合格醫學專家加以評估，協力療癒神經系統。

我運用神經系統失調這個框架來幫助你了解：心智、身體、關係以及與高於自身的存在產生精神連結，都是互相關聯且無法分割的。將原本單純頭痛醫頭的治療目標，轉化為看出身體內的所有事物（生物上、心理上、生活方式上）都息息相關，你就有能力改進生活中所有影響健康的面向。

問：為何我在某些方面有所進展，其他症狀卻反而惡化？

答：在努力療癒神經系統的初始階段，各種症狀起伏不定是很正常的。之所以出現這種現象，可能是因為修復能量的等級，會造成細胞過度興奮，而身體努力重新適應修復後的能量等級時會暫時當機。若你發現症狀在波動，這往往代表你的狀況正在改善。在整個療癒過程中，你必須有耐性地保持穩定，寬容對待自己，讓這些波動與轉換伴你走過改善健康之路。

問：我能單打獨鬥地依循「五階段計畫」治癒我的神經系統嗎？

答：在療癒之旅中掌握主控權是邁向復原的重要一步，但這艱難工作不是單打獨鬥就能解決的。復原過程中無可避免會有高峰和低谷，若是缺乏他人的支援，可能會很有挑戰性——不論是與執行團隊成員合作，或是參加網路或實體社團，都會更好。

如果你能物色到一位優秀的執行團隊成員且經濟無虞，我強烈建議聘請他們。受過療癒程序訓練的人能負責任地提供支援和洞見，協助你在路途上走下去，並防止你絆了自己的腳。

然而，並非所有人都能向專業人士尋求常態性的一對一支援，讓他們引導自己走過療癒之旅。與其他旅人組成的社團共同合作，便足以提供讓你持續下去的支援。找個安全的場所與同儕聊聊他們的療癒之旅是個實用的選項，有助於你在旅途中保持動能和展望。「治癒你的神經系統」這類網路社團提供管道與他人連結，你不用擔心無法接觸到當地的支援團體。有了堅實的支援系統，你就能挺過旅途中的高低起伏，並同時穩坐在駕駛座度過療癒程序。

問：我正在接受藥物治療，可以調節神經系統嗎？

答：當然可以。藥物能拯救性命，是許多人療癒之旅中不可或缺的部分。有些人為了支持療癒之旅，一輩子都不能停藥，其他人則在神經系統穩定處於調節狀態後，可以慢慢減藥，不過必須獲得醫療專業人士恰當的指導和支援。**記住：任何藥物治療的改變都必須在醫師監督下進行。**

沒有終點線：療癒神經系統是一段持續進行的旅程

療癒失調的神經系統，往往感覺像是令人耗弱和氣餒的苦差事，不過「五階段計畫」為你往前邁進提供清晰的指引。覺察、調節、修復、連結、擴展——解鎖並精通每個階段，有如拼起一幅複雜精緻的拼圖，會漸漸將美麗的巨幅畫作呈現在你面前。儘管這一連串的階段乍看僵化死板，其實它的彈性足以順應你的個人情況。療癒從來就不是線性的，因此最重要的是找出什麼方法對你有效。不過要記住，各階段的次序具有重要意義，每一階段是在前一階段的基礎上發展的。

你會發現，儘管你依序通過各個階段，卻看不到終點。一開始它是療癒之旅，最終則會轉化為持續不輟的冒險，隨著你通過各個階段，它們也會增加其深度和內涵。只要經過一段時間的練習，這個過程可望成為改變人生且帶來極大成就感的經驗。只要你拿出耐心和決心，就能學會和精通這個流程，創造活躍而健康的神經系統。

在你一頭栽入五個階段之前，關鍵的第一步是打造基本元素結構，讓它支撐助你的神經系統健康。我將它稱為支持神經系統的潛結構，這是下一章的主題。若是沒有這個結構，五階段中提出的技巧效果可能要打折扣。然而，加入這個日常習慣打造成的結構後，你的神經系統就能如虎添翼，哪怕是療癒之旅中最艱困的部分也難不倒你。

第6章

能支持神經系統的結構

在「逆轉神經系統失調的五階段計畫」中，一開始要先建立一個潛在結構，用來支持神經系統順利完成療癒之旅。條理井然與胸有成竹的感覺，能幫助失調的神經系統感覺更安全與放鬆。這也有助於整理你持續接收到的各種刺激，並將你目前所處的環境調整為支持調節，而非阻礙調節。建立這個結構，其實不需要弄得很複雜或很困難，但卻能帶來極高的報酬。

在本章中，我將分享如何著手打造一個簡單結構，用它來輔助神經系統的調節運作，推動並持續進行整個「五階段計畫」。這結構主要隸屬於「神經系統健康四大梁柱」中的身體梁柱，具體而言，是針對你的日常生活中，對神經系統影響最大的四個面向，建立起一套常規。這四個面向是：生理知覺、睡眠、能量和住家。你將學到如何利用常規，來支持感官刺激和行住坐臥的節奏、睡眠和生理時鐘的調整、血糖穩定和腸道微生物體的健康，以及在家中感到放鬆和放空。

創造感官刺激常規

如果你是高敏感人，也許已經學會避開特定的感官刺激，或是盡可能沉浸在具有顯著舒緩效果的感官刺激中，例如花很久的時間泡個熱水澡，或是聆聽最喜愛的音樂。即使並非天生就高敏感，神經系統失調也可能讓你暫時對某些刺激變得更加敏感，並因此產生「趨吉避凶」的行為。

在特定情況下，選擇離開特別嘈雜或繁忙的環境，刻意避免強烈感官刺激，確實是一種有效的方式，來化解迫在眉睫的崩潰危機。然而，如果做得太過頭，過度迴避感官刺激，也可能帶來迅速帶來反效果。**我們的身心需要適量的壓力和刺激才能活躍茁壯**，因此如果你無所不用其極地逃避刺激，反而可能會讓你的神經系統對壓力和不舒服的感覺更加敏感，只會讓失調的狀況雪上加霜。

同樣地，你或許看過一些建議，鼓勵你每次開始感到不舒服時，就進行一些「舒緩活動」，例如寵溺自己去做SPA、在植物園裡悠閒散步，或是洗個長時間熱水澡。「舒緩活動」能夠以非侵入性方式，讓你在感官過載時暫時喘口氣。如果你喜歡這類活動，可能會很享受，但是，這些活動並不適合用來調節神經系統或是與敏感度一同作業。

與其被神經系統的敏感度牽著鼻子走，你應該把目標設為：溫和地教育神經系統，要它管理更廣泛的壓力性刺激，藉此拉伸和擴展神經系統的能耐，而不是遇到刺激就退縮。

「感官刺激常規」是一套精心設計的活動與體驗，能夠提供恰到好處的刺激，讓神經系統保持活躍，又不至於耗弱。具體內容包括：溫和刺激觸覺、味覺、嗅覺、視覺和聽覺，並促進在空間中的平衡感和身體覺察度。這很類似在你這個「杯子」裡裝入調配得宜的感官體驗和活動，它們能適度刺激你的神經系統，幫助它重新校正，並提升因應各種刺激的能力。這套常規執行起來很容易，還可以同時從事其他活動，且對神經系統會帶來顯著的調校效果。不論你的敏感度如何，只要是有失調狀況的人，都會需要這項練習。

當神經系統在失調狀態時，會缺乏安全感，行為表現方面，則是會出現無法集中精神、焦慮或是睡眠狀態紊亂。感官刺激常規能為神經系統提供明確的安全訊號，透過結合令人平靜與踏實的體驗，向神經系統傳達「你的身體很安全，且與環境有良好連結」的訊號。這股安全感促使神經系統由高度

慢慢累積力量

將結構練習融入日常生活

如果你沒堅守四項誓言（見第九十七頁），那麼接下來的第一組練習可能會讓你很容易就感到耗弱。請記得要「細嚼慢嚥」和「菜色單純化」，同時請相信自己，不必一下子完成所有練習，也能進步。

我建議由感官刺激開始，因為對多數人的神經系統而言，這通常能帶來最明顯的效果。一旦你在感官刺激方面建立起常規，就可以進行睡眠與能量的練習。

即使你沒能將這些結構練習做到完美，也可以繼續推進「五階段計畫」。你可以一邊按部就班地沿著「五階段計畫」各階段移動，一邊持續精進日常結構。不過，假如你開始感覺力不從心，就要隨時退回調整。若是你加進睡眠、能量或住家的練習後，開始覺得太累、太焦慮或太耗弱，那麼請暫時回到只專注於感官刺激練習就好。記住，「少量多餐」是讓神經系統有良好調節的不二法門。每隔幾週或幾個月，可以再回來看看這一章，為你的生活常規添加一點小結構。

警戒的黃色或紅色狀態，切換到感到安心放鬆的綠色狀態。

如果你的敏感度偏低，可能會經常感到刺激不足，進而必須尋求額外的感官輸入。量身訂做的感官刺激常規，能以控制得宜的方式，提供你亟需的感官刺激，協助神經系統保持警醒和敏銳。相反地，如果你的敏感度偏高，可能很容易出現感官超載，你的神經系統很容易就因環境中大量的感官刺激而耗弱。

感官刺激常規的目標，是以漸進且適量的方式導入感官體驗，進而擴充神經系統的能量，且不至於耗弱。若能持續、穩定地執行常規，你將會發現自己不再那麼頻繁或強烈地依賴各種應對策略，例如退縮或是沉浸在舒緩的刺激中，來逃避其他令人不快的感受。

許多深受慢性症狀之苦，例如慢性疲勞或慢性疼痛的人，經常對我說，他們感覺沒力氣做任何事，遑論執行刺激常規。如果你心有戚戚焉，建議你就從簡單的開始吧！一次只做一件事，隨著你的能量漸漸回升，再慢慢加入更多活動。這種做法，在即使是被慢性問題重度摧殘生活的人們身上，我也見證過它的奇效。

創造及執行你的感官刺激常規

創造感官刺激常規的過程是客製化的——適用於他人的未必適合你，今天有用也不代表明天仍有用。這個過程是動態的，需要有改變的彈性，因為其實你的生活狀況和需求也會隨時改變。儘管最初設立的常規可能帶來顯著進步，但它並不是靜態或只能單次使用的解決方案，你應該將它視為持續努力改善健康的起始點。

正如同身體會變化、成長與適應，感官刺激常規也該如此。假以時日，你或許會發現某些活動不像原本那樣，能為神經系統提供恰到好處的刺激——也就是身體感到最舒適自在的程度。此外，新的挑戰也可能迫使你需要不同類型的感官刺激。這並非失敗的徵兆，而是成長的現象。因為你的感官需求在本質上是動態的。

讓常規保持有效和符合需求的關鍵，在於時時評估與調整。這可能代表著需要用新活動來取代原有的活動、並調整特定練習的時長和強度，或是嘗試可能更符合需求的全新感官輸入形式。重點並不是創造出一套完美的常規，而是在了解自己的身體、看出它的需求的基礎上，有彈性地根據需求調整感官刺激常規。這個過程的目的是培養與身體及其感官體驗間持續對話的能力，並將獲得的體會做為調整常規時的資訊。

只要有耐性、拿出觀察力以及保有視需求而適應的心態，你會發現感官刺激常規並非短期修正，而是一輩子受用的努力，能促進神經系統內部的彈性與和諧。

建立感官刺激常規的第一步，是由下列感官輸入清單中挑選兩到三項，每天花十到二十分鐘從事這些活動。你可以選擇每天或每週更換活動，因為多樣化有助於讓這項練習保持新鮮有趣，不過，你如果覺得重複相同的活動更好，也沒關係。大部分活動都能自然融入你的日常生活，不需要特地撥出額外時間。

持續實驗不同活動，直到你找到讓身體感到舒適的特定選項。所有的活動都對你有好處，但某些選項可能特別適合你的神經系統，而你的身體會告訴你哪些是適合的，因為它會感到莫名舒暢。一旦找出能帶來感覺良好的活動，你可以持續做一陣子，當然也可以繼續測試尋找。

前庭輸入

前庭輸入會刺激位於內耳的前庭系統。刺激負責維持**平衡、協調性和空間定位**的內耳系統，對於組織神經系統可能產生的幫助在於能增進專注、改善平衡以及發展更強的空間覺察力。刺激前庭系統的活動，大致包含搖擺、旋轉或晃動。

- 坐姿或站姿，以左右擺頭和上下點頭的方式旋轉頭部。
- 坐在椅子上旋轉身體，或是將雙臂向外伸並畫圈。
- 坐在鞦韆或成人尺寸的吊床上搖擺。
- 進行與平衡相關的瑜伽動作，例如樹式。
- 以站姿快速切換姿勢的運動，例如開合跳。
- 玩一些需要快速朝各種方向移動的遊戲，例如鬼抓人。
- 坐在瑜伽球、健身球或平衡墊等器材上，前後搖擺身體。
- 以雙腳和單腳輪替跳繩。
- 用單槓、天花板懸吊環等器材練習空中瑜伽。
- 配合快節奏的音樂跳舞。
- 在安全無虞的情狀況下，沿著山坡或斜面滾下去。
- 做來來回回的重複動作，例如在搖椅上搖擺。

小練習

前庭輸入與本體感覺輸入

「前庭輸入」與平衡感有關，「本體感覺輸入」則與內部身體感官有關，它們是整頓神經系統最重要的兩類輸入。可以每天這樣嘗試：

- 以前庭輸入、主動本體感覺輸入、被動本體感覺輸入為起點。目標是針對這三種感官系統各進行至少三分鐘的刺激，最終希望能加強到各十分鐘。
- 過了幾天或幾週，如果你覺得已準備好加點新花樣，可以加一些觸覺輸入來刺激觸覺系統。
- 對許多人而言，每天接受本體感覺、前庭以及觸覺輸入便足夠了。不過若你對聲音、氣味、光線和材質特別敏感，也可開始慢慢加入這些刺激，以安全的方式溫和刺激神經系統。
- 最後，以一些額外的被動本體感覺刺激做為收尾，這能穩定神經系統。

記住，等你找出適合你的組合之後，再嘗試不同選項。下列清單是很棒的起點，但別受限於它們。我在列清單時沒有一網打盡的意思。

- 騎單車、摩托車，或是玩滑板、直排輪等等。
- 雙腳抵牆或是用雙手支撐來倒立。

主動本體感覺輸入

本體感覺系統由肌肉、肌腱和關節內的感覺接受器組成，負責回應身體的**姿勢**、**動作和力量**。主動本體感覺輸入，指的是藉由改變身體姿勢、肌肉動作和阻力來刺激感覺的活動。諸如跳躍、攀爬或推拉重物，都能刺激本體感覺系統，且有助於穩定神經系統、促進運動控制的能力、增強身體覺察度，以及培養生理力量與能力的意識。

- 用牆壁或其他穩固的表面做推牆俯臥撐。
- 坐著、站著或做負重訓練時，同時利用彈力帶做拔河動作。
- 推牆壁、笨重家具或是重力毯。
- 使用吸塵器。
- 擦窗戶。
- 倒垃圾。
- 拿著洗衣籃之類的重物上下樓梯。
- 用裝滿的冷水壺當作啞鈴，進行舉重訓練。
- 坐著或站著時，用彈力帶做肌力／阻力訓練。

被動本體感覺輸入

被動本體感覺輸入指的是**在不費力、不勉強的前提下，接收身體姿勢與動作相關的感官回饋**。這類活動包括穿戴負重背心和壓縮衣，或是做深壓按摩（deep pressure massage）。這些體驗能以有別於主動本體感覺的方式刺激本體感覺系統，強調與牢固、平靜、安全和穩定相關的感受。

- 使用各種按摩工具，例如壓力點按摩器、振動按摩球或是按摩梳。
- 用枕頭、填充玩偶、繩結玩具等進行深度壓力擠壓（deep pressure squeeze）。
- 穿戴負重背心和負重腰帶進行日常活動。
- 睡覺或假寐時蓋上壓力毯。
- 揉捏手臂和腿，擁抱自己，或是與孩子或寵物玩打鬥遊戲。
- 穿壓縮衣或蓋壓縮被。
- 接受深層組織按摩。
- 躺在大枕頭或靠墊下，感受它們的重量。
- 把自己用毛毯裹起來，像墨西哥捲餅一樣。

觸覺輸入

觸覺輸入刺激的是**與外界有皮膚接觸**的相關感覺，有助於整理神經系統所偵測和解讀的材質、溫度、壓力、振動和疼痛。

- 用軟毛刷輕刷皮膚。
- 熱水淋浴或泡澡。
- 觸摸質地特殊的物品，例如砂紙、氣泡紙、絨布或泡棉。
- 塗抹不同質地與具有香氣的乳液。
- 冰敷需要緩解疼痛或壓力的部位。
- 將絲、棉或羊毛等各類型布料纏繞在指間。
- 投入園藝工作，或是任何需要觸摸植物和泥土的戶外活動。
- 把玩各種形狀和質地的黏土。
- 照顧寵物，例如為牠們梳毛或整理羽毛。

一嗅覺輸入一

嗅覺輸入以刺激**嗅覺**為主。嗅覺系統負責偵測和解讀環境中的氣味，而且非常重要，因為氣味會影響人的行為、情緒和記憶力。如果你對氣味特別敏感，或是喜歡這些活動，就把嗅覺輸入納入你的感官刺激常規中吧！

- 到野外散步，用鼻子嗅聞來自花草樹木的各種氣味。
- 做各種烘焙食品，吸聞香料、香草植物以及其他食材的香氣。

- 嗅聞咖啡豆或茶葉。
- 玩蒙眼判斷氣味的遊戲，用手帕或是抹布裹住各種氣味濃郁的東西，例如檸檬薰衣草或薄荷。
- 進行戶外活動時，刻意尋找有趣的氣味，例如泥坑、濕草地或朽木。
- 發揮創意，用熟悉的氣味做實驗，例如混合小蘇打粉和醋會產生泡沫。
- 造訪農產品市集或是專賣香草植物和香料的商店，試聞各種氣味。
- 使用氣味強烈的材料製作美術和工藝作品，例如顏料、紙漿、黏土等。
- 用柑橘或新鮮香草植物等食材，自製花果香氛罐（potpourri）。
- 用氣味強烈的香草植物（如羅勒、奧勒岡葉、百里葉）和香料（如紅椒粉、肉桂粉）烹飪。

口腔與味覺輸入

口腔與味覺輸入與**味覺**和**口顎的生理功能**有關。你的味覺系統是辨識和處理食物風味與口感的重要角色，而食物又攸關食欲、營養以及提供身體能量的整體流程。儘管品嘗與進食是每個人日常生活的一部分，如果你對食物的味道、口感或溫度極為敏感，專注在口腔與味覺輸入就很重要了。

- 吃一些清脆的零食，例如胡蘿蔔、墨西哥玉米片或椒鹽蝴蝶餅。
- 吮含硬糖，例如薄荷糖、檸檬糖或大糖球（jawbreaker）。
- 吃一些需要張大嘴舔舐的食物，例如冰棒、吸嘴袋包裝的蘋果泥或是嬰兒食品。
- 用各種形狀的容器喝東西，例如運動水壺或鴨嘴杯，或是用吸管。

- 進食時盡量使用各種餐具，例如湯匙、叉子、筷子，或直接用手。
- 用不同溫度的食物測試，例如熱湯或冰雪酪。
- 在汽水或糖漿調味飲中吹出氣泡。
- 在沙拉裡加一些堅果或種子之類口感爽脆的食材。
- 喝熱飲，例如花草茶或熱可可。
- 做幾道融合多種風味的美食，例如熱炒。

聽覺輸入

聽覺輸入能活化你的**聽覺**，而聽覺會影響情緒狀態、注意力、記憶力和與他人的溝通。如果你經常因各種類型的噪音而沮喪，就有必要將這類輸入加入你的常規練習。

- 用耳機聽你最愛的音樂或有聲書。
- 進行聲音漫步（sound walk）來探索某區域的聲音風景。
- 參與聽覺相關的活動，例如猜謎、繞口令和說故事。
- 演奏富有節奏感的敲擊樂器，例如鼓、木琴或鐃鈸。
- 唱兒歌、民謠、福音歌或卡拉ＯＫ。

一視覺輸入一

如果你對特定類型的光線、顏色或視覺效果雜亂的環境極度敏感，請將有鎮靜作用的視覺刺激納入常規，有助於減輕各種視覺輸入對神經系統的侵擾。

- 欣賞碎形藝術（fractal art），例如曼德博集合（Mandelbrot set）或其他與重複圖形構成的畫面。
- 欣賞如詩如畫的全景，並將開闊空間盡收眼底。
- 搜尋日常用品的特寫照，仔細檢視細節。
- 觀看令人平靜的自然景象影片，例如日出、日落。
- 欣賞藝術作品時，察覺每件作品中的小細節和形狀。
- 來場攝影漫步，捕捉生活環境中有趣的畫面。
- 在平常想不到的地方，尋找可以探索的有趣圖形，例如人行道、雲或是植物葉片。
- 研究抽象畫，解讀畫中的形狀與色彩有什麼象徵意義。

審視你的感官刺激常規

執行感官刺激常規的主要目標，是向神經系統傳送訊號，表示你的身體很安全、與環境連結良好，且能夠輕易由高度警醒狀態轉換為平靜狀態。衡量常規的效果，並不是拿著筆一一劃掉清單上完成的活動，而是要評估你對這些感官體驗的內在反應，並尋找放鬆、穩固和安適感提升等跡象。

可以問問自己，做過某個活動後會感覺更平靜嗎？察覺自己睡眠品質或是專注力提升了嗎？焦慮感或壓力感是否減少了呢？監測常規發揮多少效用，需要仔細觀察這類變化，並留意各種練習對神經系統產生的影響。用日記記錄各種活動及反應可能有幫助，也要記下你的心情、關注對象和整體狀態的任何變化。此外，要衡量你的安適程度以及與環境的連結。執行常規後，你感覺更安適嗎？你是否發現原本令你不自在或是感官過載的工作，現在較容易執行呢？這些進步都代表你的感官刺激常規對帶來穩定，提升安全感有幫助。

記住，**感官刺激常規最重要的效用，是能帶來平靜感、踏實感以及提升整體安適感**。謹慎地觀察你的反應，並根據反應調整練習內容，就能規劃出一套常規，讓它持續培養你的身體與環境之間的和諧關係。

睡眠：建立有效的每日週期

我們的身體由一種稱為晝夜節律的內部時鐘所主導，它依循二十四小時的週期，調節睡眠以及其他各種生理程序。這個主時鐘位於大腦的視神經交叉上核（suprachiasmatic nucleus），由我們神經系統發出的訊號（例如釋放神經傳導物質）設定和調整。晝夜節律對人體的運作十分重要，尤其攸關神經系統的調節。所以當你在進行「五階段計畫」時，維持一致的晝夜節律會極有幫助。如果你的感官處理功能很敏感，神經系統對於晝夜節律的變化也可能更敏感，因此堅持遵循可預測的穩定時程表，對你的好處可能更大。

影響晝夜節律的因素很多，包括外界的明暗、溫度、進食和動作。這些會調整晝夜節律的小提示，經過數百萬年的演化而修正，幫助我們在白天保持警醒、專注和高效率，夜晚則休息、療癒和好好補眠。我們祖先的身體必須學習正確判讀這些小提示才能生存，因此我們演化出極度順應它們的生活模式。理解環境如何影響這個週期，有助於人體維持一致的晝夜節律，更容易調節神經系統。

維持一致的晝夜節律，不代表過度依賴日常排程，害怕它受到任何一絲擾亂。你的日常排程發生一些預期之外的變化，或是有幾個晚上沒睡好，並不足以導致慢性失調。然而，容許身體習慣你大部分時間能夠維持的日常排程，能大幅增加順利完成「五階段計畫」的機率，並幫助神經系統恢復調節。

焦慮和失眠

睡眠障礙往往是神經系統失調的前幾個徵兆。睡眠障礙已愈來愈普遍，原因之一是現代的生活模式與習慣會擾亂晝夜節律，干擾自然的睡眠與清醒週期（sleep-wake cycle），例如直到深夜還一直盯著手機或電腦。

早在數世紀前開始，睡眠對健康的重要就已受到確認，不過它仍是人類生物學中最神祕的面向之一。科學家長期辯論我們為何需要睡眠，以及在睡眠過程中究竟發生什麼攸關我們健康和安泰的事——它對生存的必要性，強大到能歷經數百萬年的演化而不淘汰！睡眠過程到底有什麼奧妙，值得我們將生命三分之一的時間撥給它？現在廣泛的共識是，睡眠在鞏固記憶力、調節荷爾蒙、補滿能量、修復受損細胞、重塑神經元、增強免疫力以及減輕壓力上，都發揮重要功能。

我們古早的祖先，勢必能在危險和威脅環伺之下仍能一夜好眠。他們與自然及其節律連結更為緊密，比現代的我們更能良好地調節睡眠與清醒週期，而且他們過的是部落生活，也有助於在夜裡防禦危險的掠食者。

失調的神經系統可能是睡眠障礙的一項潛在原因，而睡眠障礙發展到最後會變成慢性失眠。過勞、嵌入式警報器、高功能焦慮症、慢性症狀、家有幼兒以及許多其他條件，都可能讓人很難一夜好眠。雖然你未必知道哪項才是主要因素，努力調節神經系統、處理失調的潛在原因，皆能改善睡眠品質。即使只是一點點進步，都有助於調節神經系統。

不論睡不好的肇因為何，對許多人而言，睡眠障礙是不受控的麻煩，成為雪上加霜的又一項問題。這稱為睡眠焦慮，甚至可能使得就寢成為觸發因子，導致神經系統失調惡化。即使你感覺十分放鬆，做好入睡的準備，但假如你有睡眠焦慮，並在躺到床上的那一刻就會啟動。你的腦海開始不斷浮現這些念頭：「萬一我睡不著怎麼辦？」「萬一我沒休息夠，明天精神不濟怎麼辦？」「睡眠不足會如何影響我的健康和人際關係？」

睡眠不足和睡眠焦慮會組成惡性循環。正如同彈珠台效應——起因造成結果，結果又成了新的起因，睡眠不足也會讓神經系統更加失調，而睡眠焦慮隨之而來。說到底，打破這個循環的方式是修正神經系統失調的潛在原因。不過，要逆轉神經系統失調以及連帶改善睡眠品質，為調節創造一個結構來輔助和強化晝夜節律，是必不可少的一個步驟。在接下來的段落中，我要分享一些簡單的介入手段，它們能重新建立健康的晝夜節律、改善調節狀況。

對明暗的敏感度

電燈讓人類生產力大幅躍進，黑暗面卻也伴隨而來。現在我們能更晚才去睡覺，然而天黑後仍曝露在光線下，對我們的生理時鐘可能造成巨大影響，打亂身體自然的日夜週期。褪黑激素是觸發睡眠和抑制神經元活動的荷爾蒙，而光線會嚴重影響它的生成。如果你生成的褪黑激素過低，可能會使你難以入睡或淺眠。研究發現，即使低如三十勒克斯的光線（約等於電子裝置背光或一般室內照明），都可能讓褪黑激素生成量減少達百分之五十。

雖然大部分人的晝夜節律是受到夜間光線影響，有些人更是特別敏感。夜間光線擾亂晝夜節律的程度不一而足，有些人的敏感度可能是其他人的五十倍之高。譬如有一項研究發現，不同強度的光線可在兩組人身上造成同樣程度的褪黑激素生成減少：敏感度低的人需要四百勒克斯的光線（約等同光線明亮的辦公室或是白天的教室）才會減少生成百分之五十的褪黑激素，敏感度高的人卻只需要十勒克斯的光線（約等同一公尺外的燭光），就能造成同樣的褪黑激素減產。近來研究也發現，即使是電子裝置所散發的微小藍光，也會抑制褪黑激素生成。

要判定你的睡眠是否易受人工光線擾亂可能很困難，因為人對光的敏感度個體差異實在太大，最好還是謹慎為上，在日落後將人工照明調暗，晚上十點前完全關掉。你會在下一個段落學到如何管理整個白天的光線吸收量，藉此重設和維持健康的晝夜節律，以支援神經系統調節。

重設晝夜節律

儘管你無法直接控制晝夜節律，近期研究揭露，其實有若干方法能操弄它的運作。將自己曝露在正確的外部提示中，例如亮暗週期（light/dark cycle），你就能有效指示身體何時該準備好睡覺、進食和執行其他重要功能。運用光亮與黑暗建立健康的晝夜週期，以支持神經系統調節，共分三個步驟：上午的陽光、下午的陽光，以及日落後的微光。

┃上午的陽光┃

這個基礎步驟是讓自己在甦醒後三十到六十分鐘之內（如果能壓在五到十五分鐘之內更好），雙眼吸收明亮的光線，而陽光是最理想的選項。這個動作能觸發一串連鎖反應，為你的身體作好度過這一天的準備。連鎖反應的第一步是釋放皮質醇，有助於配合正確的晨間時程表調整你的內在時鐘，喚醒大腦和身體，並讓你做好之後的就寢準備。已有堅實的科學證據表明，一大早看著光線是最強而有力的清醒提示，且能幫助你在夜晚易於入睡且熟睡。

┃下午的陽光┃

下午，再做一次同樣的事。當太陽高度角（solar angle）偏低時，視雲量多寡而待在戶外十到三十分鐘，能向內在時鐘發送「已經天黑了，幾乎該睡覺了」的訊號，有助於讓大腦和身體對應到當下的時

小練習

支持你的自然晝夜節律

盡可能每週達成下列事項五到六次：

- 前往戶外。隔著窗戶往外看是沒用的。戴著近視眼鏡或隱形眼鏡無妨，但別戴太陽眼鏡。若要發揮最大效益，起床後三十分鐘內就去戶外吧——如果可以更快去戶外會更好。
- 讓眼睛曝露在足夠的光線下：天氣晴朗時，五分鐘就夠了。有少量雲層的天氣應提高到十分鐘，雲層厚重的陰天則要三十分鐘。
- 如果可以，在即將日落的時分，再去戶外重複同樣動作。
- 如果你在日出前就起床了，打開人工照明，但太陽升起時還是要去戶外。
- 如果沒有陽光可用，自拍補光燈或別的明亮人工光線可以幫上忙。
- 隔天要將漏掉的日子補回來。戶外自然光照進眼睛的效果是會累積的。
- 日落後要減少使用電子裝置，尤其是各種螢幕。
- 日落後將燈光調暗，盡可能貼近地面放置。
- 嘗試紅色燈泡，已知它們對褪黑激素的生成影響較小。
- 建立一致的睡眠常規：每天在同樣時間就寢和起床，或是誤差範圍不超過三十分鐘，這有助於調節身體的晝夜節律，促進健康的睡眠模式。

間。你在日落前後所看見呈現出黃、藍、橘色的光線波長，會告訴你的大腦和身體黑夜將至，藉此舒緩地轉換到夜間狀態。如果你打算在晚上看電視、滑手機或是在明亮人工照明場所與朋友交際，下午的陽光會特別有助益。吸收一些傍晚的陽光，可以抵銷一部分曝露在夜間光線下的負面效應。

━日落後的暗光━

建立一套良好結構以調整睡眠的第三步，是在日落後調暗任何顏色的人工光線，特別要在晚上十點至凌晨四點之間避免任何人工光線。依照現代人的生活模式，這或許是最難做到的一件事。即使是深夜的微量光線，都足以擾亂你的晝夜節律和睡眠，尤其你如果又對光線很敏感。來自頭頂的人工光線最糟糕，所以如果你晚上需要照明，盡可能把它們放在貼近地面的位置。將螢幕和電視調暗，盡可能減少使用手機。有些人偏好用燭光或月光營造寧靜氛圍。

運用營養來支援敏感度

了解食物和營養如何影響壓力程度，是極為重要的一步，能給予敏感度以及調節神經系統需要的支援。儘管營養對所有人而言都很重要，敏感的人尤其能獲益於用適當營養素為身體提供能量。近期的研究持續強調飲食和心理健康的關聯。恰當的營養有助於調節神經系統，因為這會為細胞提供可靠的建材，讓細胞能各司其職。

營養選擇是極為個人化的決定，影響因素包括：健康需求、經濟能力、個人偏好、文化、品味和信仰等，**更重要的是，要看哪些選項對你的身體和神經系統有用，而且能夠長久執行**。雖然得用上一整本書的篇幅才可能遍舉可行的策略，我倒是可以提供其中幾項，讓你考慮納入。我們將討論食物偏好、管理血糖，以及建立和維護健康的腸道微生物體，做為支援神經系統的營養結構的一部分。在做出任何改變之前都該諮詢你的醫生，確保那些改變對你而言安全且適切。別怯於先提問再行動：主掌自己的營養攝取，會帶來巨大的生理和情緒報酬。

神經系統失調和感官敏感者的食物偏好

你可能傾向於尋找重甜、重鹹的高嗜口性食物——尤其是巧克力、糖果和汽水等可以衝高能量的飲料。儘管任何人都可能陷入專吃邪惡食物的模式，但如果你神經系統失調或敏感度偏高，你可能特別容易受到誘惑。研究顯示，對甜味的高度敏感，可能導致敏感者特別偏愛以碳水化合物或是甜膩的食物為主。這種強化反應也可能使人在吃下這類食物時，獲得更大的愉悅感；由受試者聞到甜食或高油脂食物的氣味時，大腦中與食物及獎賞流程相關的區域會更加活躍，就可以判斷。

你或許會發現自己情緒低落或焦慮時，就會渴望這類食物。這是因為大腦的多巴胺獎賞中心受到啟動，雖然所有人的大腦都有這樣的活動，但高敏感者的大腦似乎特別難克服障礙。

管理渴癮（craving）並且避免過量攝取甜食和汽水，可能構成每日必經的挑戰，尤其是你特別敏感的話。壓力、敏感度和食物渴癮間的交互作用，類似這樣：你感到耗弱，一整天的壓力讓你精疲力盡，你感到憤怒、悲傷和疲倦不堪。為了緩和這些感受，你伸手去拿含糖零食或飲料，因為你知道這些食物能立刻衝高你的能量。緊接而來的多巴胺洪流讓你的身體感到一波愉悅，於是在吃下那些含糖零食後，你擁有片刻的幸福感覺，好像一切又都很美好。

雖然這些含糖零食能衝高能量和改善心情，但效果來得快去得也快，你只會感到疲倦、遲緩，很難專注在任何事情上，而且渴望更多糖分。到了這時候，你大概需要攝取更大量的含糖零食和飲料，才能緩解強烈的不適。這會創造出渴癮的無限迴圈，而且很難破除。

遠離可謂無所不在的加工食品令人卻步，而且它們引發的渴癮往往強烈到無法忽視。嗜口性高的加工食品受歡迎是有原因的：在繁忙的世界中，它們的便利和滋味都很有吸引力。這類食品在研發時，往往採用能討好敏感者的風味和口感。不幸的是，廣大的食品業對我們的弱點瞭如指掌，知道如何利用它們來牟利。他們讓市場中充斥滿是糖、鹽和不健康油脂的高度加工廉價食品和飲料，藉此強化成癮循環，讓我們不停回頭索求更多。

要對抗這種渴癮以及仰賴含糖食品和飲料做為應對策略的需求，重點是緩慢處理調節的不同層面——而食物是其中極為重要又高難度的一個元素。僅憑意志力擊敗渴癮很困難，甚至不可能，不過有了專屬策略和詳細計畫，你就能掙脫渴望含糖食物的惡性循環，不然它會使神經系統失調更惡化。要打破循環，你必須迂迴地接近渴癮，而不是試圖硬是用意志力克服。

現在你就能開始使用的介入手段，是更加留意你在吃東西時，身體有什麼感受。壓力研究者伊麗莎・艾波研究了食物渴癮和暴食症，她強調進食時拿出覺察力的重要，並提出要用健康的方式刺激神經系統。艾波的研究顯示，加強覺察自己進食時的感官體驗，能讓你更加正確地判斷身體發送的飽飢訊號，而你因此能作出更好的食物選擇，減少暴食的可能。不論你吃的是營養價值高的食物，或是以最愛的零食獲得糖分快感，都要對進食的完整感官體驗抱持好奇。讓自己享受吃東西的愉快，也別忽略任何負面或中性的層面。你或許會訝異，這個相對不費力的介入手段能為飲食習慣帶來很大的改變，而且不需要動用意志力。

不過整體來說，你是因為經常感到耗弱，才仰賴這些含糖零食提振心情。你的身體太常處於黃色和紅色狀態，在綠色狀態的時間不夠。當你的神經系統能輕易放鬆進入綠色狀態，使你不需要攝取糖分也能感到愉快，這時你的渴癮就會大幅減少了。我們在「五階段計畫」中，正是要專注於這個目標。換言之，消除渴癮的解決方法不是試著修正渴癮，而是創造出支援你天生敏感度的適當環境，藉此調節神經系統。

拿回血糖濃度的主導權

你曾感到「餓怒」（hangry）嗎？當血糖降得太低，你可能變得暴躁易怒，這正是飢餓和憤怒綜合的結果。近幾年已有愈來愈多證據，顯示血糖值與情緒之間有密切關聯。不意外，畢竟大腦主要仰賴葡萄糖在運作，那是我們血液中最主要的一種能量來源。

隨著愈來愈多研究探討食物與情緒的關聯，結果也愈來愈明確：極度敏感且有慢性神經系統失調的人，也可能易受血糖波動的影響。血糖濃度的變化可能觸發各種症狀——像是暴躁和焦慮、頭痛和疲勞。當你吃了一頓高碳水化合物、低纖維的大餐，葡萄糖會湧入你的血液，從胰臟釋放胰島素以便將那些葡萄糖運送到細胞轉為能量。這可能導致情緒快速變化，甚至觸發焦慮症狀或沮喪。你吃進的碳水化合物消化得太快，在消化完成時，血糖濃度會陡降。

相對而言，若你吃的是有豐富纖維質和蛋白質的餐點，從食物吸收葡萄糖的速率較慢，神經系統會更容易調節情緒和能量。攝取纖維質和蛋白質豐富的食物，能提升餐點帶給你的滿足感，降低血糖突然飆升的機會。這也會使你減少攝取加工食品——你已得知加工食品只會讓失調惡化，創造更多渴癮。

要在日常生活中創造支持調節的結構，調節血糖濃度是重要的一步，也能維持粒線體健康。正如我在第一章所分享的，細胞中的粒線體負責將葡萄糖轉換成細胞正常運作所需的能量。粒線體失調，是導致神經系統失調的彈珠台效應中的重要元素，也和荷爾蒙、新陳代謝、情緒和整體健康等問題息息相關。大部分時間保持血糖相對穩定，能保護你的粒線體，讓它們提供細胞順暢運作的必要能量。

每個人對不同食物和活動的新陳代謝反應差異很大，科學家稱之為「碳水化合物耐受性」。監測你一整天的血糖濃度，可能令你大開眼界且獲益匪淺，因為它能幫助你理解**身體**對不同食物和活動的獨特敏感度。擁有這項知識讓你更容易維持理想的血糖濃度，預防血糖大起大落而導致渴癮與失調的新陳代謝程序。

使用連續血糖監測儀（CGM），即使只用兩週都可能帶來啟發，提供寶貴資訊，讓你知道自己的**身體**對血糖濃度變化有什麼反應，進而改變你對新陳代謝的認知。CGM是透過刺入皮膚下（通常在手臂）的微小感測器來測量血糖濃度。一般而言，感測器的使用壽命為十五天，屆時就要更換。這

小練習

保持穩定的血糖濃度

即使你沒有CGM可用，還是可以藉著一些簡單策略有效地管控血糖濃度。

- **每餐都攝取高纖食物，例如綠色蔬菜**。這能在你的消化道裡打造出纖維矩陣，減緩身體消化澱粉和糖分的速度。簡單的作法是每餐添加一份什錦蔬菜沙拉或燙青菜。
- **每一頓正餐或點心中，都加入一些蛋白質和優質油脂**。若要吃米飯、麵包或義大利麵等食物，放到最後再吃。攝取食物的順序會影響身體吸收營養素的方式，所以將碳水化合物安排在與油脂和蛋白質同時或是較晚攝取，有助於減緩吸收碳水化合物的速度，預防血糖飆升。
- **如果你想吃甜食，當作飯後甜點吧，別當餐間點心**。絕對別空腹攝取含糖飲料和零食，這可能導致血中的葡萄糖激增。
- **吃完有大量碳水化合物的豐盛一餐，要活動肌肉去吸收一部分血液中上升的葡萄糖**。可以散步十分鐘，或是參考專門提供神經適當刺激的感覺餐（sensory diet）理論，讓自己做做其中的舉重類活動，例如做家事。

個感測器會測量皮下組織液的葡萄糖濃度，也就是細胞間液體中的葡萄糖濃度。這項資訊能不分日夜地提供即時的血糖濃度數據。

有了這些資訊後，你就能了解特定食物如何影響血糖，或是找出令血糖濃度起伏過快的特定習慣。你可以運用這項知識將生活模式作出必要的改變和調整，調節你的血糖濃度——以及最終能調節整個神經系統。遺憾的是，並非所有人都能輕易取得CGM：你也許需要醫生開立處方箋，或是超出你的預算。有鑑於此，以下幾種判斷標準讓你不必依賴CGM也能察覺血糖濃度飆升：

- 難以專注或感覺思考混沌。
- 突然很疲倦或是無精打采。
- 吃完東西沒多久又覺得餓。
- 感覺不安或焦慮。
- 比平常更容易口渴。
- 頻繁頭痛。
- 強烈渴望甜的食物或飲料。
- 難以入睡或淺眠。

培養健全的腸道微生物體

數千年前的人類腸道內部，是個活力蓬勃的細菌生態系，其中住滿幾千個細菌物種，又可稱為微生物。有一篇發表在《自然》期刊（Nature）的研究，分析了採集自猶他州和墨西哥的岩棚、年代落在一千至兩千年前的糞化石（coprolite）中的古老DNA，結果揭露了一樁驚人的滅絕事件：近一千年來，人類腸道的微生物多樣性銳減。

腸道健康對人體健康至關重要，尤其是在調節神經系統方面。這是因為大腦和腸道之間有雙向關係，稱為「腸腦軸線」（gut-brain axis）。這指的是腸壁、免疫系統、腸道微生物以及腸神經系統（神經系統位於消化系統的部分）之間複雜的交互作用。這種關係代表著**你吃的東西與神經系統的調節間有直接關聯**。

腸道微生物在這種關係中扮演關鍵角色：微生物與整個人體緻密相連，而當它們受到抗生素、慢性壓力、飲食習慣或缺乏睡眠破壞，你的神經系統、免疫系統和體內其他系統會很有感。如果你的腸道微生物體完全失衡（即所謂的微生態失調〔dysbiosis〕），整個腸腦軸線都可能開始瓦解。這種失衡可比擬為抽走紙牌屋中的一張牌，整個結構都會因此受損崩塌。與此相似，擾亂腸道微生物體可能造成整個腦身系統都失調。據知腸道微生物相受到破壞，會導致多種腦部疾病，包括帕金森氏症、阿茲海默症、自閉症、焦慮症和憂鬱症。

彈珠台效應也來軋一角，因為服用抗生素來治療感染，也會觸發另一項後果，例如腸道微生態失調，而這又會製造更多觸發因子和原因，例如慢性壓力和神經系統失調。神經系統失調可能進一步改變腸道微生物相的組成，導致神經系統更加失調，整體症狀也跟著增加。

研究腸道微生物體與心理健康的科學家，介紹了「精神益生菌飲食」（psychobiotic diet）的概念：它指的是配合你的腸道微生物體量身訂做的飲食法。執行對腸道微生物體有益的飲食法，對神經系統有莫大的好處。培養友善的腸道益菌、打造強健而多元的生態系，能促進大腦和身體多不勝數的正面效應，例如緩解發炎和減少壓力。你選擇如何為身體提供能量是極為個人的事，為你提供詳盡的個別飲食需求指導已經超出本書範圍。緩慢加入優格或德式酸菜等無糖發酵食物，以及洋蔥和燕麥等高纖益生元食物，對絕大多數人都有利無弊。但是你的飲食限制、敏感度或是偏好，可能不允許你照搬我在此建議的精神益生菌飲食法。如果你的飲食限制或敏感度禁止你攝取這份列表中的食物，或是嘗試後發現消化症狀加劇，請找你的醫療照護者討論，擬出更符合個人需求的計畫。

小練習

治癒你的腸道微生物體

- **在飲食中加入低糖或無糖發酵食物**，例如優格、克菲爾（kefir）優格、發酵的茅屋起司、康普茶、醃蔬菜汁；德式酸菜和韓式泡菜等發酵蔬菜；蘋果醋等發酵醋。從每日兩份、每份一杯的量開始，逐步增加到四份，最終目標是六份。
- **加入益生元纖維**（prebiotic fiber）**含量高的食物**，例如洋蔥、韭蔥、包心菜、蘋果、香蕉和燕麥。目標是每天攝取六到八份蔬果；五到八份五穀雜糧；每週三到四份豆類。
- **試行四星期的精神益生菌飲食法**，觀察你的感覺有什麼變化。先諮詢你的醫生或醫療照護者，確保它不會跟任何藥物或現有的症狀相衝突。

打造更單純的居家環境

周遭環境愈是雜亂無章，你的注意力就得花更多力氣多工作業才能適應環境。你的神經系統必須過濾多餘的資料，使你更可能在家中仍處於黃色狀態，而不是回到綠色狀態。簡化居家環境之後，可以大幅縮減大腦必須處理的感官輸入，因而減少耗弱和疲憊的感覺，為你保留更多精力扛起各種責任以及過著積極的生活。在家中布置少量對你更具意義的物品，而不是塞滿你根本不在乎的雜物，有助於神經系統在安全的家中更加放鬆。

簡化住家不表示得接受特定的設計潮流、放棄你對繽紛色彩的偏好，或是犧牲創意。簡化的重點在於減少周圍的「物品」數量，讓你能專注於為神經系統帶來平靜的事物。空間整理得更清爽後，就很容易再添加裝飾，又不致於讓神經系統難以消受。養小孩會讓家中物品量大增。身為四寶媽，我太了解養小孩會帶來多少物品——以及我的生活可能陷入怎樣的混亂。要在凌亂擁擠中保持理智，經常感覺像逆水行舟。不過我已體悟到，不必將空間塞滿各種東西，孩子一樣會很開心；擁有單純的生活模式，也不代表要剝奪他們需要和喜愛的物品。

施行簡化版的生活模式，重點在於將心力放在真正為生活增添價值的事物。這個方法強調將必要物品置於優先地位。與其囤積許多低劣的物品，考慮將合理預算投資在量少質精的用品吧。我指的是正念消費，優先考慮品質而不是數量。孩童的神經系統正如同成人，也會因環境簡潔而獲益，那樣的居家空間能創造安全感和放鬆感。

除此之外，雜亂無章的居家空間所造成的壓力，已證實會嚴重影響照護者，有些研究更指出這類壓力源會損害照護者的生活品質，而這又進一步提高他們的孩子的壓力程度，導致孩子的健康和生活滿意度可能因此受到負面影響。父母也可能更難調節孩子的神經系統，因為他們自身的量能很快就飽和了。這些發現強調了家中秩序感和常規感的重要，應該要打造一個盡可能減少雜物的環境。購物或帶回新物品要三思而後行，這有助於減輕神經系統的負擔，讓你能將壓力程度管理得更好，也感覺更能控制所處環境。

小練習

居家空間化繁為簡

- 刻意減少購物，家中不要出現多餘的物品。
- 買東西之前，先問自己是真的需要它，抑或它只會讓你家更加失衡。
- 編列預算並嚴格遵守，以避免衝動購物。
- 盡可能將預算投入在使用年限更久的高品質商品。

實施嶄新的日常節律

現代文化已在眾多方面與自然界失去連結。我們文化中慣見的一些節律，例如愛吃現成的加工食品、盯著螢幕熬夜，都違逆了數百萬年演化而來的人體節律。我們整天大部分時間都待在室內，往往鮮少移動，並仗恃人工照明來規劃時程表。我現在並不是建議你搬到樹林中的小木屋，你仍然能享受現代科技的好處，與身邊多數人維持同樣的節律。不過本章提到的練習都有詳盡的科學研究支持，能幫助你與身體演化而來的節律同步，長期下來能讓神經系統保持永續調節。

旅途的起點要請你從我提供的清單中挑選並執行一個選項。正如我在第一一二頁那一段所述，我建議先挑選動作帶來的本體感覺輸入和前庭輸入，接著則確保你的晝夜節律是正確的。隨著你的調節之旅進展到下幾個階段，要將這個結構更多面向地融入你的生活。

有個重點是，你要慢慢來，貪多嚼不爛。這樣才能穩固地打下扎實基礎，有底氣深潛——在接下來的章節繼續修復失調的神經系統。一旦你感覺所建立的結構已穩固，足以再添加新元素而不會招架不住，就是啟動「五階段計畫」的時候了。第一階段「覺察」的重點在於探索神經系統內究竟發生什麼事，而又不致於當局者迷。唯有當你清楚狀況，才能在正確時機開始介入，以便調節神經系統。

第7章

第一階段：覺察——辨識神經系統的模式

和老闆開會的時間到了。走進會議室的時候，發現老闆臉色很難看，於是你的神經系統立刻啟動紅色狀態：心跳加速，手心冒汗。老闆用高高在上的口氣批評你最近的工作表現，你試圖辯解，但老闆打斷你的話，繼續數落你。你感覺受困而無助，一時失去理智而回嗆老闆，提高嗓門說著老闆不公平又不講理。老闆被你的反應嚇了一跳，草草結束會議，叫你離開。

當你走出會議室的時候，心跳依然很快，腦海重播剛才的經過——你不斷想著自己原本應該怎麼說或怎麼做，原本可以處理得更圓融。你既生老闆的氣，又懊惱自己失控，或許還會對自己的行為感到羞愧。

幾小時過去了，你仍耿耿於懷。你試著用工作分散注意力，心思卻老是飄回那場會議。感覺自己陷溺在黃色狀態，無法放下那件事往前走。身體的壓力反應仍在大敲警鐘，阻止你返回平靜狀態，也就是你在前面章節已提過的綠色狀態。你可能發現自己在心裡反覆重播當時的爭執，甚至開始設想最糟的結果，例如被炒魷魚或是被邊緣化。你可能因此徹夜失眠，輾轉反側，力圖平靜而不可得。

不過，換作是調節良好的神經系統，情況就不同了。你不會困在擔憂和生理不適的迴圈裡，而是輕易就能設法回到綠色狀態。倒不是那場爭執對你不痛不癢——你仍然在乎，但你的神經系統能阻止那些嚇人的「萬一如何如何」念頭失控。你還是可能會在腦中重播爭執的片段，卻是為了有建設性的目的。你仔細回顧是哪裡出了錯，隔天又能如何補救。你或許會打電話跟朋友聊聊，或是另尋紓解管道，幫助自己釐清狀況和改善心情。生理上可能有些躁動，但不會因此而睡不好覺。你知道自己受了委屈，但也有把握能挺過這小小的不順遂。甚至可能為了老闆對待你的態度而持續生氣，但不至於耗弱自己。

這就是「五階段計畫」的第一階段派上用場的時候了。同時也是最重要的一個步驟——覺察。

你若學會追蹤身體每時每刻傳送給你的訊號遵循什麼模式，就能訓練壓力反應脫離黃色狀態，花更多時間在綠色和藍色狀態休養生息。藉由理解神經系統通常處於哪些啟動狀態？以及那些狀態會讓身體感覺如何？你就能學會辨識自己何時進入了高度警醒狀態，並採取若干措施來自我調節——以防你達到失控發洩的程度，或是陷入鬼打牆的思考。

監測自己的生理知覺、情緒以及神經系統狀態，能帶來寶貴的停頓，我稱之為「空隙」。在你感受到高壓情境帶來的不適，以及你對它作出的回應之間，這個空隙發揮了緩衝作用——有點像是延遲膝反射。你等於刻意創造出空間，去徹底吸收與消化當下產生的大量感受、思緒和知覺。

這得多一些耐性和毅力，因為回歸既有的習慣太容易了，例如抽離、忽視或是倉促修正。然而經過練習，你就能抗拒這類衝動、保持清醒，能夠懷抱好奇心和自我疼惜面對任何狀況，像個仁慈的朋友陪自己度過難熬的時期。練習製造空隙可能令人不適，有時甚至根本是可怕。然而敞開心胸感受體驗，能夠有效地更新大腦線路，創造讓你能控制神經系統警報器的新連結。你能藉此教導神經系統如何在受到擾動後回到平靜狀態，輔助和重新訓練它自我調節。

多年來，科學家深信成年人的大腦已在某種程度上定型，不再會有重大變化。然而近期神經科學方面的進展，則挑戰了這個概念，揭示我們的大腦其實一輩子都在進化。這表示你並非注定困在目前害你神經系統失調的壓力模式和嵌入式警報器裡，只要保持覺察力，追蹤自己身心的反應和感受，人腦就可能有所變化，讓神經系統找回自然的彈性。

然而，要時時刻刻辨認身體裡正發生什麼狀況可不容易，尤其是人的注意力經常同時分配給各種正事和雜事。一個不留神，你就會與自己的情緒和身體的隱微訊號脫勾。於是你發現自己啟動自動駕駛，憑著積習和應付機制處理生活中的難題，但長期來看它們對你有弊無利。當這些習慣導致神經系統失調，可能就會迎來你不樂見的後果，為身心帶來浩劫。

追蹤並加強覺察你的知覺、感受和行為模式，使你能用更健康有效的應對策略，取代不再適用的舊有方法，這樣不但神經系統調節有所改善，也會提高你對自己身心的掌控權和主動性。踏上這段旅程很勇敢，而起點就只是一個強而有力的決定：要對你內在世界隨時變動的地貌，保持關注和覺察。

擴大觸發因子與反應之間的空隙

體驗到令人難受的感覺時，試圖甩開它似乎是人之常情。無論是被惹怒或是菸癮發作，你的直覺可能是推開或壓抑這些負面感受。不過若你暫時停下來，改成仔細注意它們，又會如何呢？**關於正念的科學研究顯示，光是察覺體內這些感受就能創造足夠空間，讓你做出更適當的回應**。

導致神經系統失調的許多行為都源自習慣，而你對它們的控制權超出你的認知。譬如說，想像開車時有人惡意擋車，你的神經系統將此事解讀為威脅，立刻把你推入警醒度的紅色狀態。你滿腔怒火，身體做好發生衝突的準備。處於紅色狀態很不舒服，而且當然也不是真有衝突能讓你參與，你渴望回到平和的綠色狀態。

你的神經系統明白糖分能提供暫時的慰藉，因此你不假思索地伸手去拿置物箱裡的巧克力棒。咬下一口之後，你開始感覺愉快一點，但這並不是最佳應對之道。儘管巧克力棒提供暫時緩解，卻也能造成血糖先飆升再陡降。這種波動可能令你焦慮和躁動，因而陷在黃色狀態，無法回到放鬆開闊的綠色狀態。除此之外，在習慣驅使下，這整個過程可能算是自動運作。即使你當天稍早已下定決心不吃那根巧克力棒，遭到惡意擋車卻可能觸發其餘程序，而你也似乎身不由己。

那麼你該如何打破這個循環，確保諸如他人亂開車的隨機事件不會觸發連鎖反應，使你接下來一整天都待在紅色和黃色狀態？

在「五階段計畫」的第三階段「修復」中，將要努力培養體內的深度安全感，若是其他駕駛惡意擋車，你就未必會生氣暴怒。而在第二階段「調節」中，你會學到運用簡單的身體技巧，在忍不住生氣時幫助你回到綠色狀態，於是你不會伸手拿巧克力棒，而是探尋更適合的工具，例如呼吸——這是較好的對策，能提供長期改善，穩定地帶你回到平靜的綠色狀態，而不是害你受困於黃色狀態。

不過以目前來說，你在「覺察」階段的任務，是利用第一手體驗所蒐集到的資訊，深入了解神經系統內部狀況。**建立覺察的重點在於允許自己活在當下，不帶批判地觀察自己的思維、感受和知覺，別試圖改變或修正它們**。

這簡單的觀看行為能幫助你辨認自己的習慣模式、感受和衝動，並拉開足夠的距離以容納更有用的回應，而不是以你習以為常卻會惡化失調的方式回應。若是少了覺察，神經系統的回應就會設定在

慢慢累積力量

在日常生活中加入覺察練習

將覺察練習融入生活，並不會占用很多時間以及消耗原本就很有限的寶貴精力。你只需要成為好奇的觀察者，留意自己一整天下來，身體知覺、思維和情緒是如何出現與變化，睡前再簡單記錄。我建議用專屬筆記本記下這些資訊。

一整天時時刻刻練習覺察，以及在睡前回顧觀察結果，兩者結合起來便足以達成本階段的目標：揭露你的身體知覺、思維和情緒依循什麼樣的模式。

自動駕駛模式，於是你會套用昔日能讓自己感覺好過一點的舊習慣，哪怕效果很短暫。然而，加入覺察就像是切換為手動模式，能夠賦予你嘗試不同回應的機會。

不僅如此，光是不帶批判地觀察你的感受，你就能更容易接納它們，而不是逃避或推開它們。這種接納態度有助於你更加同情和善待自己，因而將神經系統導回綠色狀態。

不帶批判地觀察可能很困難。自我批判這種嚴厲、貶抑或懲罰的態度，是我們文化中的流行病，因此嚴格要求自己似乎很正常或天經地義。然而，自我批判為神經系統帶來很大的壓力，可能將你拋入黃色或紅色狀態。另一方面，放下批判態度，以更加好奇開放的心態接受自己的知覺和情緒，是辨認和關注身體狀況的關鍵，這能為調節神經系統開拓出安全空間。

有鑑於此，逆轉神經系統失調的第一步是覺察事件的**順序**，明白它們如何導致無效的應對策略以及持續發生的神經系統失調。覺察與非批判態度雙管齊下，是在你的感受或知覺以及習慣性反應之間創造出空隙的必要工具。你要先創造出空隙，才能選擇導入更有效的應對策略。

譬如說，想像你跟朋友約好一起喝咖啡敘舊，結果對方臨時取消，害你大失所望。對方取消約會的決定刺激到你原有的痛點——它加深你的自我懷疑，喚醒內心的創傷，讓你感覺自己在對方眼裡不夠重要。通常這種融合了失望、感覺渺小、自我懷疑的情緒大雜燴，會使你乘著警醒度電梯往上衝，進入壓力更大的狀態。你或許會用被動攻擊（passive-aggressive）式的簡訊發洩情緒，或是心生退縮而冷落對方一陣子。這種反應是在處理威脅，你的身心在回應時都將此事視為威脅，使你落在警醒度電梯的黃色甚至紅色狀態。

不過既然現在你在生活中融入覺察，就不必用這種習慣性方式回應壓力源。當你收到取消約會的簡訊時，你會先暫停。你察覺自己出現失望的生理知覺、感到不受重視的難過，以及受到喚醒的自我懷疑。你注意到反擊或退縮的慣常衝動在蠢蠢欲動，然而你沒急著做出反應，而是深呼吸，以同情和理解的態度觀察這些反應。**這就是空隙**。

在這個空隙裡，你爭取到空間，能有意識地選擇以不同方式回應壓力源。等你感覺已做好準備，就心平氣和地向朋友傳達你的心情：計畫取消讓你很失望，感覺自己未受重視，這喚醒你原本就潛藏的不安全感。你利用空隙，改成以誠實、平靜的態度回應，就能預防事態擴大，能保護友情，並教導神經系統如何回應更有用。

在第二階段「調節」（第八章）中，你將學到一些適用範圍很廣的練習，藉此善用空隙回到綠色狀態。但首先你要懂得創造空隙，也就是練習覺察。

關於覺察的力量之大，足以改變習慣性反應以及建立新的神經路徑，二〇一三年的研究提出有趣的例證，該研究由哈尼．艾瓦菲（Hani Elwafi）及其同僚共同進行，對象是尋求成功戒菸的人。在研究中，他們要求參與者當感到吸菸的衝動或渴癮時，要練習覺察當下。他們練習仔細注意自己的呼吸，觀察自己的思維、感受和知覺，但不加以批判。雖然他們仍體驗到吸菸的渴癮，練習過覺察的人能夠停止用真的吸菸來回應渴癮。他們創造出一個「空隙」來觀察渴癮，並改用不同方式回應它。經過一段時間後，他們的渴癮自然就減弱了。

在治療初期，每日吸菸量以及自述的菸癮之間有強烈的正相關。不過為期四週的治療接近尾聲時，菸癮與吸菸之間的關係已大幅弱化。這個「脫勾」程序之所以發生，是因為參與者練習覺察。換言之，當你建立起覺察，你不再被習慣和渴癮牽著鼻子走。你擁有更高的主動權去作不同選擇，即使你仍感到渴癮或是習慣性回應。雖然渴癮或習慣性回應一時半刻還不會消失，只要你不隨它們起舞，它們最終會淡去的。

僅花四個星期努力擴展空隙，參與者就能斬斷觸發因子與反應之間的連動。包括這項發現在內的一百多項研究，都表明建立覺察有數不完的好處，也顯示你可以在相對短的時間內，建立起隔開觸發因子與反應的有效空隙。這個新空隙最終將幫助你的神經系統內出現新感受與新行為，而獲得更好的調節。

由狗腦袋轉為獅腦袋

「由狗腦袋轉為獅腦袋」是正念訓練中一種簡單而強大的開放監控（open monitoring）技巧，能幫助你在面臨難受的情緒和念頭時轉換觀點與作法。它源自一個耐人尋味的西藏隱喻，形容人在遇上狀況時的兩種心態——狗腦袋和獅腦袋。

想像你手裡拿著一根骨頭。如果你站在一隻狗面前，朝牠晃一晃骨頭再丟出去，那隻狗會立刻跑去追骨頭。現在想像你是站在一隻獅子面前，搖晃同一根骨頭。獅子擺好攻擊姿勢，眼神堅定地望向你，但牠眼裡不是只有那根骨頭。牠明白骨頭代表的只是更大現實的一小部分。獅子可能決定去追骨頭這個獎賞，也可能繼續盯著你。更糟的是，牠甚至可能拿你當大餐！但是狗的眼界就只局限於骨頭，所以只要掌控骨頭，你就等於掌控了狗的現實世界。

現在想像那根骨頭代表的是一個情境或你正在體驗的情緒，例如「我不夠厲害」的想法，或是憤怒感。當那根骨頭舉在你面前，你要考慮如何回應。你會像狗一樣追著骨頭跑？抑或你能花一點時間，在你自己和骨頭之間創造空間，展現出獅子的雄心？

這個簡單的轉變能在神經生物學的層面創造巨大改變。切換成「獅腦袋」，堅持有意識地回應情緒挑戰，能讓你開始重塑會觸發無益對策的神經元突觸。把你目前的回應想像成5G網路——強大、快速，幾乎是立即啟動。這種高速網路代表你的神經系統有多快就被挑戰給觸發，因而做出你想改掉的反應。堅持不懈地切換到獅腦袋，你就能開始改造那些突觸了。

小練習

培養切換獅腦袋的能力

要從狗腦袋切換為獅腦袋，請遵照下列簡單步驟：

1. 若是出現令你難受的情緒或念頭，花一點時間注意它。
2. 將那個情緒或念頭想像成在你面前晃動的骨頭。
3. 問自己：「此刻我是狗腦袋還是獅腦袋？」
4. 做個深呼吸，在你和骨頭之間製造一點空間。
5. 好奇而不帶批判地觀察那個情緒或念頭。
6. 試著改變視角，綜觀大局。
7. 活在當下，持續觀察，別被牽著鼻子走。

改造突觸的程序，類似將你的5G網路轉換為較慢的傳輸方式，例如發送摩斯密碼。這種較慢的溝通方式能削弱你的習慣性回應，讓你有時間暫停、思考，並且用更有益的新回應，取代只會讓失調惡化的無益回應，例如伸手去拿巧克力棒。這是從狗腦袋轉換為獅腦袋的過程——從感覺被情緒宰制，到成為它們的主人。所以下次有觸發因子出現時，不妨問問自己：「我要像狗一樣盯住骨頭追著它跑，還是要選擇像隻獅子，將眼界放得比骨頭更遠，在更大的現實世界中堅定立場？」

懷抱溫和的好奇心靠近自己

在你探索自己的思維和情緒時，對神經系統失調抱持開放、好奇、不批判的心態，是最重要的一件事。將你自己想像成一個和善又溫暖的照護者，正在觀察由你看顧的幼兒。你想要以關愛又憐憫的目光看待幼兒，了解對方的需求，提供必要的撫慰。同樣地，為了替神經系統打造一個安全又慈愛的環境以恢復調節，你必須懷抱同樣溫和的好奇與同情去接近你自己。重點是拋開修正個人體驗或為它們找理由的本能，只要單純地承認它們、覺察它們、追蹤它們。

在旅程的早期階段，你可能發現要懷著同情心和同理心對待自己相當困難，尤其如果你一向嚴以律己。這個挑剔的內在聲音可能創造出額外的阻力和壓力，使你逆轉神經系統失調的工作更加艱難。然而，隨著你溫和地培養自我疼惜和理解，你可以開始減少這個內在挑剔聲音的工作量。內在挑剔聲音是想保護你，確保你不犯錯，進而維護你的安全。但是隨著養成覺察心，你能讓挑剔的聲音漸漸放下重擔，可以讓它明白你應付得來，有能力保障自己的安全。這如同卸下內在挑剔聲音肩上沉重的背包，讓它更加自由、減少壓力。

這就為療癒之旅接下來的步驟打造好充滿關懷與支持的環境。擁有內在挑剔聲音很正常：重新訓練神經系統由自我批判轉換為自我疼惜，需要投入時間和努力，不過只要拿出耐性和毅力，就能獲得顯著的療癒效果。

小練習

培養自我疼惜的能力

1. **以理解與同情看待你的應對機制**。儘管那些機制未必總是最有效或最健康，你仍然可以承認它們確實協助你度過生活中的挑戰和難熬時刻。就連自我批判也是一種應對機制，所以假如你發現自己在挑三揀四，也適用同樣程序。
2. **把自己視為孩子般留意情緒和生理狀態，並且不試著批判、解釋或忽視它們**。你應該把覺察心輕輕對準它們，觀察它們如何出現，又如何影響你的情緒和生理狀態。
3. **辨識你在自然狀態下，傾向於攀握哪些情緒、體驗或應對機制**，就像孩童可能緊抓著心愛的玩具不放，或是抗拒就寢時間；而你要很有耐性地緩緩鬆開這種堅持。當你死守著舊有模式不放，批判自己是很自然的結果，但那可能造成僵化死板的神經系統，鞏固壓力和焦慮的感覺。只要不帶批判地完整接納這些傾向，你就能漸漸學會如何鬆開緊握它們的手。

搭乘警醒度電梯上上下下：繪製個人地圖

警醒度電梯是很棒的視覺意象，代表你警醒度的不同狀態。有鑑於此，我將教你如何把你常有的各種體驗歸入不同的警醒狀態，畫成地圖。這張地圖將成為重要工具，用來監測一天下來你的神經系統有哪些變化，而這能增進你的覺察，協助你擴展受到觸發以及依習慣反應之間的「空隙」，為更有幫助的回應賦予一席之地。

旅行時，地圖能幫助你弄清自己在哪裡、之前走過什麼路，以及前往接下來的目的地的指示。與此類似，以警醒度電梯為底稿，畫出你典型的行為分布在什麼位置，讓你更加理解自己的反應，協助你辨識模式、觸發因子，以及你在各種情境下的習慣性反應。

此處的目標不是為了落入黃色或紅色狀態而批判你自己，也不是努力一直停留在綠色或藍色狀態，而是增進你對自我的覺察和了解。這項練習的重點是注意到：「噢，這個狀況把我的『電梯』推上黃色狀態。」或是「最近我似乎常待在紅色狀態，原因是什麼呢？」要記住的一個重點是：**處於任何狀態都沒有對錯之分**。每種狀態各有其角色與目的，由深度休養生息的藍色狀態、放鬆專注的綠色狀態、輕度活躍的黃色狀態、急性壓力反應的紅色狀態，一直到保護性癱瘓的紫色狀態。

隨著你對繪製狀態地圖愈來愈熟練，你將更迅速地覺察和辨識出模式。你會看出哪些情境、思維或情緒，易於將電梯往上推向更有壓力的狀態。同樣地，你會開始明白哪些事能幫助你回到更平靜、更調節的狀態。有了這份理解，你能探索哪些策略能支持你的神經系統恢復調節，使你的人生之旅更加靈活有韌性。這項練習是朝自我覺察跨出一大步，能增進你對神經系統的主動性，是接下來療癒之旅的墊腳石。**這是你的地圖，專屬於你，會隨著你持續學習、成長和走過人生路途，不斷進化改變**。

小練習

繪製你的警醒度電梯地圖

以下將按部就班地指導你繪製警醒度電梯地圖。第一五七頁提供空白的警醒度電梯地圖。

1. **找個安靜時刻**：首先為自己撥出一段不受干擾的時光。挑選獨處且你有餘裕能放鬆並將焦點放在自己身上的時刻。確保有個平和又安靜的環境。
2. **啟動各種狀態**：紫色狀態除外，試著回想有哪些過去的經驗或情境，通常能帶你進入警醒度電梯的各個狀態：藍色、綠色、黃色、紅色。為了喚起藍色狀態，你或許可回想模模糊糊睡著或是陷入深度冥想的感覺。你曾感到平靜、開放和專注的時光，有助於你想起綠色狀態。稍有壓力的情境能幫助你切換到黃色或紅色狀態。當你回想起各狀態對應的情境時，將焦點放在隨之浮現的情緒和知覺上。
3. **記錄觀察結果**：仔細留意在各個狀態中，你的身體有什麼感覺以及反應。你注意到什麼生理知覺？有哪些情緒與各狀態息息相關？在日誌中寫下你的觀察。你的筆記應該具有個人意義，能發揮明確提醒的功能，讓你想起自己處於各狀態時身體的感覺為何。
4. **恢復平靜**：探索這些狀態可能喚起強烈感受，尤其是你進入高壓狀態時。如果你發現自己在練習完之後很難回到較放鬆的狀態，就花點時間從事具鎮定作用的活動，例如正規的放鬆運動、去外頭悠閒地散步、與朋友愉快閒聊，或是沉浸在舒緩的音樂中。

5. **謹慎處理紫色狀態**：若是你曾體驗紫色狀態，也就是引發僵住或癱瘓等緊急反應的狀態，記下任何與它相關的知覺可能有好處，但前提是這不會令你太不舒服。如果在練習過程中，紫色狀態自動出現，造成你極度的不適，就馬上停止練習，改成進行鎮定和穩固的練習。在這項練習中，不要試著刻意啟動紫色狀態。

6. **頻繁使用地圖**：地圖準備好之後，拿它做為每日查核工具。經常問自己：「我現在位於地圖的哪裡？」參考筆記內容來辨識你目前的狀態。這麼做有助於強化你對神經系統反應的覺察，並提供你需要的資訊，更有效地調節狀態。

別忘了：你的地圖並非靜態文件，而是會隨著你持續成長以及更了解自己，一同進化的活工具。你獲得關於自身反應和狀態的新領悟時，記得持續更新筆記。

藍色狀態

在藍色狀態時，你是處於深度休息和放鬆的。你的身體在深度睡眠時會處於修復的藍色狀態，不過即使你是清醒的，只要感受到無比的寧靜，也可能達到藍色狀態。譬如進入深度冥想狀態、靜修，或是在漂浮艙裡待一小時，都有機會讓你進入藍色狀態。以下是一些與之相關的常見感受和體驗：

- 感到安詳、平和、寧靜。
- 呼吸緩慢而穩定，心率比平時來得慢。
- 身體感覺沉重且徹底放鬆。
- 心智很安靜，只有最低限度的思考活動。
- 或許會有種與環境脫節的感覺，因為正處於深度放鬆，甚至睡著了。
- 從睡眠中甦醒時，可能有種得到修復、充飽電的感覺。
- 身體處於休息狀態時，生理知覺通常會變得很微弱。

綠色狀態

在綠色狀態中，你會感到安全，與自己和他人都有連結。以下是一些與之相關的常見感受和體驗：

- 感到平靜、滿足、放鬆。
- 喜悅、讚嘆、好奇、愛憐、同情、自信等情緒常常出現。
- 呼吸慢而深，心率穩定。
- 感覺與自己的身體和情緒連結。
- 頭腦清晰，能有效思考和規劃。
- 想要社交，且易於與他人互動。
- 或許會想要揮灑創意，感覺士氣高昂、動力十足。

搭乘警醒度電梯：辨認你的身心狀態

	可能出現的身體感覺	可能出現的心理感受	你所看到的世界樣貌
紅色			
黃色			
綠色			
藍色			

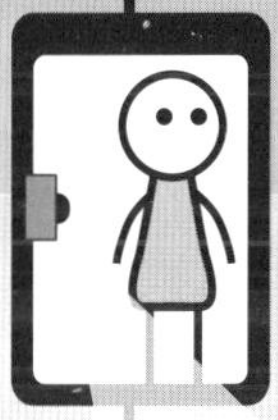

紫色

身體

心理

世界

注意：請勿刻意引發紫色狀態。在填寫此表之前，先閱讀如何處理紫色狀態的說明。

- 睡得很香，醒來時感覺得到休息。

黃色狀態

在黃色狀態中，你感到警醒且有點神經質。以下是一些與之相關的常見感受和體驗：

- 感到緊繃、躁動或焦慮。
- 不悅、煩躁、輕蔑、冷感等情緒常常出現。
- 心率和呼吸也許會稍微變快。
- 肌肉可能很緊繃，也可能感到憂慮或不安。
- 思緒可能在奔馳，或是為了解決問題而鑽牛角尖。
- 可能想要社交，但人際互動可能讓人感到勉強或充滿壓力。
- 可能難以放鬆或放空，而無法入睡。
- 在這狀態停留一陣子後，可能感到「疲憊又緊張」，像是已精疲力盡卻無法休息。
- 可能有種急迫感，彷彿自己隨時都得找事情做。

紅色狀態

紅色狀態令你處於高壓或高度警醒狀態。以下是一些與之相關的常見感受和體驗：

- 感覺壓力大、焦慮或慌亂。

- 恐懼、擔憂、敵意、憤怒或憎恨等情緒常常出現。
- 心率大幅提升，呼吸快而淺。
- 可能感覺肌肉緊繃、胃部像「打結」，或是其他強烈的生理知覺。
- 腦海可能不斷掠過事情可能出什麼錯或是還有什麼必須做的念頭。
- 社交互動可能很困難或是想完全避免，因為你的注意力主要集中在眼裡的威脅。
- 或許因為太過警醒而難以入睡。
- 可能感到想要戰鬥、逃跑或僵住的強烈衝動。

紫色狀態

在紫色狀態時，身心都處於極度警醒的狀態，經常因為看到威脅而僵住。記住，紫色狀態通常是你面臨極度威脅或創傷時，所出現的強烈壓力反應。這不是應該刻意喚起的狀態，但懂得辨識它的徵兆，對於了解神經系統反應是有幫助的。以下是一些與之相關的常見感受和體驗：

- 可能感到更強烈的恐懼或擔憂。
- 身體可能感覺僵住或癱瘓，無法反應或移動。
- 心率可能大幅變慢。
- 可能感覺抽離身體和情緒。
- 可能像是從外部看著自己，幾乎有如在做夢或是演電影。

- 腦袋可能感覺昏沉、困惑或空白，無法清晰思考或規劃。
- 感覺社交互動可能超出你的能力或承受範圍，也可能感覺被孤立。
- 可能因噩夢或失眠而睡不好。
- 可能感覺卡住或受困，彷彿無法逃離你眼中的威脅。

擁抱彈性，拋開平衡

有個許多人都有的錯誤觀念，就是調節良好表示你隨時都能心平氣和，而不是能靈活地在各種狀態間遊走。但事實上，神經系統在不同狀態中都會逗留，是完全正常又健康的，即使是可能十分不舒服的極高壓紅色狀態。

你可能聽過美好生活必須尋求「平衡」的說法。我們受到灌輸，要追求生活與工作間的平衡、情緒平衡，甚至是壓力平衡，才能身強體健。很多人錯誤地想「平衡」神經系統，深信神經系統調節的終極目標是避免啟動求生反應，那樣會進入相關的黃色或紅色狀態。然而避免黃色和紅色狀態卻可能無意間造成反效果，使你的神經系統僵化和緊繃，最終讓你陷溺於失調的循環裡。

其實你應該將良好調節的神經系統想像成羊齒草，會配合外部壓力源而優雅地彎曲和搖擺。良好調節的意義不是永遠保持平靜或放鬆，而是學會隨著生活中無可避免的高低起伏而順暢流動。**健康的神經系統，其關鍵特質是彈性而非平衡**。擁抱生活自然的潮起潮落，允許自己體驗喜怒哀樂，是促進調節的不二法門。良好調節的神經系統能處之泰然地適應不同狀況，失調的神經系統則受困、受限，是推不動的石塊。

接受這個觀念可能讓人既垂頭喪氣又柳暗花明。它要你接受人生的起落再正常不過的沮喪想法，同時也為你解除壓力，不必再拚命追求難以達成的理想狀態，奢望能獲得永遠都沒有恐懼或壓力的中性平衡。

如果你的神經系統高度敏感，這樣的適應力對於應付敏感度帶來的挑戰尤其重要，避免你耗弱或失調。將重點擺在彈性和適應力上，你就能打造一個能由壓力中迅速回彈的強韌神經系統。譬如說，想像你的工作正進入特別耗神的時期，即將迎來一個大事件或必須趕上截止期限。在這段期間裡，你的神經系統自然變得高度活躍，所以你可能感到更焦慮，睡不好，也出現其他壓力相關的症狀。事實上，這種狀態升級可能是有益的，因為你的身體回應壓力而額外分泌的腎上腺素能幫助你專心，成為產量和品質的潛在推手。然而若是高壓狀況已結束，你卻無法恢復到調節狀態，或是壓力轉為慢性而超出你的負荷，就表示有問題了。

將目標設定為彈性十足的神經系統，那不但健康，更是實用，能幫助你在面臨生活挑戰時，經常體驗到警醒度電梯的每個樓層。**我們的理想是培養出適應挑戰，等狀況改變和緩解後再返回調節狀態的能力**。

大部分的人會在「覺察」階段停留數週到數月，就只是練習由狗腦袋轉換為獅腦袋、學習辨認和追蹤自己搭乘警醒度電梯上上下下的動態，以及培養更加仁慈、同情、不帶批判的態度去看待觀察結果。儘管這些練習都不複雜，可別小看它們的威力。這些簡單的轉換能為你的神經系統帶來重大變革。不過你也不需要將它們練到完美才能繼續進入下一個階段，每個階段都是下一個階段的基石，所以在你開始練習下一個階段的調節時，仍然要持續增進覺察。假以時日，這些覺察練習會成為第二天性，正如同開車曾是需要你全神貫注的複雜任務，現在卻很可能成為你不用思考或費力氣就能做的事。

在接下來的「調節」階段，你要將主要焦點移向身體梁柱，我會教你如何利用以身體為主的練習回到綠色狀態。你也將在此階段開始感覺能主動控制情緒、反應和警醒度。你所學到的工具，不但能幫助你避免被感受牽著走，也會利用身體轉換和改變原有的感受，讓你更加舒適。

小練習

培養彈性

走在自我探索和療癒的路途上，你要謹記調節的意思就是擁有彈性。成功培養彈性十足的神經系統，你就能通往更加有活力、韌性和滿足的人生。

- 接受「神經系統體驗到各種情緒和反應都很正常且有益」的觀念。
- 拋開「調節良好的神經系統必須隨時保持平衡和平靜」的概念。
- 努力追求彈性和適應力，讓自己能優雅而靈活地度過生活中的挑戰。

第8章

第二階段：調節——以具體安全感創造主動權

想像你每天早晨醒來時，都感受到非常的安全、平和與寧靜，準備好自信滿滿地迎接這一天。這聽起來像天方夜譚，不過只要你持續練習神經系統調節，確實可能實現。

你在努力創造結構時，其實就是在打好基礎，用適量的刺激使神經系統回歸自然節律。在逆轉神經系統失調的第一階段「調節」中，你學會由狗腦袋轉換為獅腦袋，以更廣的眼界看清每一刻發生什麼事。你的神經系統狀態就是全局的一部分，你會注意到自己正體驗綠色或黃色狀態，抑或由綠色變成紅色再回到綠色。現在你對於覺察自己的不同狀態已做過一些練習，該是學習第二階段「調節」的時候了，要刻意將電梯由紅色、黃色甚至紫色狀態，帶回感覺安全和放鬆的綠色和藍色狀態。

在本章裡，我會教你如何讓身心恢復平靜安全的感受。能夠持續而有效地返回平靜安全的狀態，將喚起強大的主動性，那將賦予你充足的信心，相信自己有能力調節情緒狀態。你將學會培養具體的安全感——它不只是純粹心理上的安全感——並讓它發展為生理上具體有感的安全、開放和自在。這代表「神經系統健康四大梁柱」中的身體梁柱獲得進階的強化。

學會培養具體的安全感，是所有神經系統失調者的必要技能，但如果你敏感度特別高，這一點尤其重要。因為強烈的情緒體驗，使你更需要仰賴身體的自然調節機制返回綠色狀態，而不是只憑空想就能脫離高度警醒狀態。

我也要破除一種與情緒相關的迷思，好讓你能多一些喜悅、讚嘆和放鬆的時刻，少一點恐懼、憤怒或嫉妒的時刻。「情緒純粹是心理活動」的觀念已經過時了，當前的研究強調，**情緒其實是心智和身體之間在細膩共舞**。

情緒不只是「你腦袋裡的東西」，更是與身體反應有緊密關聯。當大腦和身體進行對話，討論如何運用能量、資源來讓你用最理想的方式回應周遭世界時，情緒就誕生了。情緒並非原本就住在大腦的特定區域，而是動態分布於整個大腦，並且與身體知覺緊密連動。因此若要真正改善情緒健康，重點是別光把焦點放在心智上，也要確保身體感到安全和開放。這是我們本章要探索的身體練習的核心目標。很重要的一點是，這些創見強調你不是只能任由情緒牽著走，**你擁有學習、改變和影響情緒生活的能力，也能強化掌控體驗的意識**。

這個章節會探索不同技巧，我稱之為「切入點」（portal），能幫助你調節身體與心智。這些技巧以接納和安全打下扎實基礎，為你剩下的療癒之旅鋪好墊腳石。理解並應用這些策略後，你將懂得駕馭身體的力量，打造安全且安心的內部環境，帶來深刻而持久的平靜與安適感。

用切入點重新設定神經系統

切入點代表進入神經系統的通道。這一章將為你示範如何利用呼吸、肌肉、觸摸、內部身體知覺以及動作等切入點，做為進到神經系統的門戶，讓你能直接管理神經系統的回應，將警醒度電梯移到比較平靜的低樓層。將這些切入點想像成存取點，你能藉由它們進行目標明確、有助於重新訓練神經系統的練習。我們的目標是由頑強的警覺或壓力狀態，轉換到更加開放與放鬆的基準線，賦予你應付挑戰與要求的彈性。

慢慢累積力量

在日常生活中融入以身體為主的練習

覺察練習並不是完成後就可以從清單上劃掉的項目，而是即使你在這趟療癒之旅已進入後續階段，也要在背景持續運作的程序。如果寫日誌對你確實有用，你就該繼續這麼做。考慮每天晚上留一點時間，簡單記錄一天下來你所觀察到的神經系統行為。這種有意識的觀察和反省練習，可以成為你常規的固定元素，伴你度過旅程的五個階段。

在第二階段「調節」中，會聚焦在身體的簡短練習，目標是在你體內創造安全、平靜、自在的具體知覺。完成各項練習需要五到十分鐘，理想的頻率是一天兩次，早晚各一次。你可以彈性選擇每一次要重複同樣的練習，或試試不同的。然而必須記得一個重點：練習不求完美，而是求進步。別把練習變成似乎得做到盡善盡美的另一項任務，導致你稍有缺漏就良心不安。牢記你在第五章立下的四項誓言，旅程的進展速度該多慢就放多慢。這不是賽跑。

你一開始可能會有點抗拒這些練習——這完全正常。只要持續練習，這些切入點很快就會讓你感覺更自在和愉快，甚至可能搖身一變成為你每天最期待的事。

利用一些提示，來向神經系統傳送安全訊號，能促使身體放下戒備並且放鬆。而這進一步容許你釋放累積的緊繃，將細胞能量重新導向重要的修復與維護活動。本質上來說，你是要教導身體辨識和回應安全訊號，藉此促成放鬆狀態，啟動固有的療癒程序。

每次你搭乘警醒度電梯往下移動，都會在大腦製造和強化新的神經路徑。這些體驗會成為你內隱記憶[2]的一部分，神經系統就是用內隱記憶來控制自動運作的無意識程序，例如搭著警醒度電梯上上下下。你練習刻意移動到綠色狀態的同時，也就強化了通往良好調節的神經路徑，並新增如何達到那個狀態的內隱記憶。日積月累之下，神經系統會開始憑這些新的內隱記憶，自動以更有彈性的方式回應壓力。你會開始感覺移到綠色狀態愈來愈自然和輕鬆，最後發現不用有意識地費任何力氣，神經系統就會自動自發地轉移到較為平靜的狀態。

每個切入點都有對應的大量練習，而且能直接影響神經系統。其中許多練習都有科學研究佐證，證明它們確實能做為調節神經系統過程中的有效輔助。

我在此分享一些受到廣泛認可的練習，不過每個神經系統都獨一無二，你得用實驗找出最有共鳴的練習，才能獲得最好的效果。或許要花點時間才能找出完美組合，所以重點是要拿出耐性與好奇心來進行。

從精力枯竭回到充飽能量的狀態

失調的神經系統可能耗盡身體儲存的能量，影響整體的生理功能，使你更難應付日常壓力源。

2 編註：implicit memory，指無意識地使用過去經驗影響行為或表現的記憶類型，無需刻意回想。通常通過重複練習形成，儲存在人腦中，表現為自動化行為或熟悉感。與之相反的則為「顯性記憶」（explicit memory），涉及有意識的回憶，如事實或事件。

神經系統良好調節的健康狀態下，會在一整天內自然歷經警醒度的不同樓層。高度警醒的紅色和黃色狀態會使它用光能量，但在休養生息的綠色狀態，以及特別是深度休憩的藍色狀態中，它又會把能量補滿。然而若是神經系統失調，你往往會困在消耗能量的黃色和紅色狀態，因為這已成為你的預設狀態，而你鮮少待在補回能量的綠色或藍色狀態。這樣的模式對粒線體影響深遠，而粒線體就是細胞中負責生產能量的工廠。

卡在黃色和紅色狀態，會害你的粒線體缺乏夠長的休息期，無法製造發揮最佳功能所需的能量。於是產能未達到極致，導致與調節良好的神經系統相比，失調者的整體能量製造顯著下滑。整體能量製造衰退，則與許多神經系統失調的症狀息息相關，例如疲倦、焦慮、肌肉緊繃、皮膚狀況、消化問題等等。

所以，試想你能學會從消耗能量的紅色和黃色狀態，轉換到修復能量的綠色和藍色狀態，後者使你的能量庫存補滿，粒線體也能發揮最佳效能。調節神經系統就是將這種轉換練到爐火純青，以免你一直都處於高度警醒狀態——除非真的必要。這種轉換使你的身心充電，以最高效能運作。你可以用這種練習確保身體擁有所需能量，妥善處理所有任務。

開發調節神經系統的能力，有助於培養主動意識和自我信任。生命的本質就是會面臨無法預測的事件和無法掌控的情境，那可能讓人苦於應付，尤其當你已耗盡能量。你認真練習去理解和管理身體如何回應這些刺激時，就等於積極爭取生理和情緒的安康，並開始對自身神經系統的狀態有了影響力。左右神經系統狀態最快速的方式之一，就是以呼吸做為切入點。這不只是個老掉牙的概念，也是廣受研究的議題。

以呼吸做為切入點

人的呼吸很特別，因為它有兩種運作方式。多數時候你的呼吸自然到根本不需要思考，就像心臟跳動一樣。然而有別於心跳，你想要的話是能控制呼吸的。你能選擇要呼吸得慢一點、快一點、深一點，甚至憋住氣。這表示在你需要的時候，你隨時能運用呼吸讓自己放鬆和冷靜。史丹佛大學精神病學教授大衛・斯皮格（David Spiegel）醫師，將呼吸形容為「銜接有意識與無意識狀態的橋梁」。呼吸是能直接影響神經系統多種面向的切入點，包括心率和安全感。你可以利用各種呼吸技巧與練習，透過呼吸來調節神經系統。安德魯・休伯曼（Andrew Huberman）和大衛・斯皮格在史丹佛大學的實驗室，已提出研究來證明：當人處於高壓和焦慮狀態時，「生理性嘆氣」（physiological sigh）對於調節神經系統有顯著影響。

生理性嘆氣也稱為循環嘆氣（cyclic sighing），是一種受到控制的呼吸法，具體方式是猛力吸兩口氣（通常是用鼻孔吸氣），再從嘴巴緩慢悠長地吐氣。這種呼吸練習能立刻降低焦慮和壓力，讓你的警醒度電梯往下移動。二〇二三年發表的一項關於生理性嘆氣的研究，表示每天進行這項練習五分鐘，僅僅持續十天後，就能讓人一整天下來的正向感受大幅增加。這也讓人在休息時的呼吸頻率降低，代表整體性的生理平靜。

小練習

練習生理性嘆氣

現在要從狗腦袋轉換為獅腦袋。仔細注意你的身體和心智，覺察神經系統何時啟動、自己何時感受到焦慮。焦慮的常見徵兆包括心率變快、呼吸變淺、肌肉緊繃、思緒飛馳。一旦你發現這些感覺，花一點時間承認自己正經歷焦慮和壓力，並有意識地決定執行生理性嘆氣練習，來幫助神經系統恢復平靜。如果做這練習時閉上眼睛有助於專心和放鬆，就閉上眼睛。

1. **吸氣**。用鼻孔快速而深沉地吸氣，讓肺部充滿空氣。吸完之後立刻再用鼻孔吸第二口較短的氣，讓肺部更加擴張。
2. **緩慢吐氣**。吸完兩口氣之後，用嘴巴緩慢吐氣。讓空氣以受到控制的速度呼出，試著讓吐氣時間比吸兩口氣加起來的時間更長。
3. **重複程序**。將以上生理性嘆氣的模式重複五遍左右，或是視需要而定。隨著你持續練習這個呼吸技巧，你應該會開始發現神經系統趨於平靜。

僅僅五次呼吸就能開始產生變化，不過，連續練習五分鐘會帶來更顯著的差異，讓神經系統由紅色、黃色或紫色狀態，轉換為綠色狀態。試試這招：設定五分鐘的倒數計時器，持續進行平靜呼吸法，直到計時器歸零。

4. **觀察身體和心智**。完成生理性嘆氣之後，花點時間留意身心的任何改變。你或許會感到更加放鬆、專注或活在當下。

5. **緩慢恢復正常呼吸**。漸進地轉換回平常自然的呼吸模式。繼續專注在呼吸上幾秒後，再張開眼睛（如果你剛才閉上眼），回到你的日常活動。

每當你覺得需要鎮定神經系統或是減少壓力，就練習生理性嘆氣。隨著時間累積、堅持不懈，這簡單的呼吸技巧能成為管理壓力和促進放鬆的利器。

情緒的基本建材：如何主動掌控情緒體驗

情緒與警醒度電梯的不同樓層有密不可分的關係。這表示你的情緒體驗經常和當下的警醒度息息相關，譬如說，當你處於高度警醒狀態（紅色），也許你易於感到憤怒；而警醒度稍低（黃色）會導致焦慮；放鬆狀態（綠色）可能與喜悅或平和的感受相關。警醒度電梯處於不同狀態時所連結的情緒，其強度在每個人身上可能有很大的差異。有些人的情緒反應可能不太強，其他人則有強烈情緒。

正如同調節良好的神經系統，能順暢地穿梭在各種警醒度狀態——紅色、黃色、綠色、藍色——也能為廣泛的情緒體驗提供空間。這表示健康的神經系統不會死守著一種或某一類情緒，而是容許從快樂到悲傷、從平和到憤怒，整個情緒光譜都會體驗到。即使是調節良好的系統，恐懼、憤怒或嫉妒等令人不適或沮喪的情緒依然會出現，都是人類情緒自然體驗的一部分。不過通常這些感受並不會長時間占據你的情緒地景，經常感覺長時間受困於這些難受情緒裡，很可能源自於神經系統失調。

情緒是強而有力的驅動因素，如果你感受到大量負面情緒，大概會無所不用其極地讓自己好過一點。傳統的建議經常會說，要管理不愉快的情緒，你應該改掉負面思考模式——譬如多想點正面的事情。雖然這種技巧在特定脈絡下可能有用，卻是奠基於對情緒的運作方式過度簡化的理解上。

對情緒的傳統理解，將它視為我們思緒的直接結果，也假設不分個體或文化，對情緒的體驗是舉世共通的。不過現代研究提出更細膩的觀點。關於情緒有一項廣受尊崇的近期理論，是神經科學家兼研究員麗莎．費德曼．巴瑞特（Lisa Feldman Barrett）提出的「情緒建構論」。

與傳統觀點正好相反，巴瑞特認為人對情緒的體驗並非舉世共通。情緒其實是個別且主觀的體驗，是你當前的處境、你藉過往經驗和文化背景對這處境作出的詮釋，以及你的生理知覺，三者綜合起來所建構出的結果。這表示情緒反應並不只是來自你的想法或周遭環境，修正思考模式或是嘗試控制環境，也可能不是改變感覺最有效的方式。情緒其實和你的個人史、文化脈絡與生理狀態密不可分。**有時候改變情緒狀態更有效的作法，是利用切入點影響生理知覺，或是努力改變你對情境的詮釋**。

正如同個人化的情緒體驗由內在體驗和外在情境的不同面向建構而成，它們也無法和大腦中的特定獨立區域綁定。實際上，情緒涉及大腦各區域間互相連結的動態網絡，例如前額葉皮質、前扣帶迴皮質、島葉、杏仁核等等。這些區域不是獨立作業，而是隨時都在快速溝通和互動，以創造出你所見的情緒狀態。

大腦可以根據過往經驗的記憶加上當前發生的所有事，即時修改你的情緒體驗。譬如說，想像你和某個朋友都要在婚禮場合發表賀詞。你的朋友過去公開發言的經驗都很棒，且其文化背景將對著一群陌生人講話視為成長的機會。他會感覺脈搏加速，神經系統感受到興奮情緒。你則有天壤之別：假設你小時候在課堂上台報告時曾被嘲笑，且或許你來自的家庭或文化不鼓勵在群眾中凸顯自己。你要登台前脈搏也加速了，但你的神經系統感受到的情緒是焦慮。這個簡單例子說明兩個人可能基於其獨特的過往以及文化背景，而將同樣的外部情境（發表賀詞）下產生的同樣生理知覺（脈搏加速），轉譯為不同的情緒。其中一人感受到興奮，另外一人視之為焦慮。

總而言之，針對情緒的神經科學所作的當代研究，顯示情緒比傳統觀點要來得更善變和動態化。情緒是複雜精密的程序，會持續適應和回應我們的經驗、情境與生理狀態。最重要的是，這項研究指出你對情緒的掌控力或許超乎你的認知。

調節神經系統，從身體開始

巴瑞特的情緒建構論指出，你能夠影響或修改自己的情緒體驗，來增加正面情緒狀態或是減少負面情緒狀態。若要修改情緒體驗，在下列三項建構情緒的元素中，你需要影響至少其中一項：

一、你當前的處境。

二、你的大腦對當前處境的詮釋。

三、你的身體正獲得什麼生理知覺。

改變當前處境：換個情境

人在不開心的時候，想要改變的第一個面向通常就是當前處境。這表示抽換你正經歷的情境，小至修正眼前的狀態，例如喝幾杯酒鎮定緊張不安，或是感到焦慮時離開聚會現場；大至做出長遠的人生抉擇，例如當個賺錢機器以增加安全感，或是因為不快樂而離開另一半。我要嚴正聲明：若是你正處於危險情境中，例如受到家暴，你必須脫離這個關係才能感覺好一些。不論你花多少工夫去理解過去，或是多麼努力調節當下的身體知覺，假如你面臨真實的危險，那麼恐懼和憤怒都是自然反應，唯有安全脫離原本的處境才會改善。

但許多人太過仰賴試著「修正」當前的處境，認定只要做到這件事就能緩和不舒服的感覺，朝舒適愉快的感受邁進。他們可能沒意識到，當前的處境只是建構情緒體驗的其中一塊拼圖。改變環境或許是重要的一步，但其他元素也對情緒狀態影響重大。

改變大腦對處境的詮釋：上行下效法

影響情緒的另一種方式，是改變大腦如何詮釋當前處境。這個策略稱為「上行下效法」，由你的想法開始，用想法引導情緒狀態。這種作法的一些範例，包括冥想、意象訓練（visualization）和認知行為療法。

不過試圖只憑想法來掌控神經系統，就像妄想只用頭腦來騎腳踏車。你或許能歷歷在目地想像各種操作和特技動作，但這無法讓你真的移動分毫。換言之，雖然認知策略可能成為解決辦法的一環，卻無法一手包辦所有工作。正如同需要踩踏板和保持平衡才能騎腳踏車，你也需要運用身體知覺才能有效調節情緒。

高敏感且觀察力強的人，特別容易發展出善於分析的心智，來幫自己管理大量情緒和壓力反應。假以時日，隨著你持續剖析與消化各種經驗的所有細節，練出爐火純青的技巧，你對分析式思考的強烈依賴，會成為根深蒂固的習慣。聚焦在認知技巧上能讓你感覺獲得掌控力，暫時減少身體的強烈反應，但它本身無法使神經系統恢復彈性調節。

以下是利用強大的分析式思考做為應對機制，所呈現出的典型模式：某事物啟動你的壓力反應，你發現自己進入高壓的紅色狀態。你運用認知技巧往下移動到壓力相對較小的黃色狀態，例如分析狀況或是為所有人的行為找出合理解釋。由紅變黃或許感覺是種改善，因為直接壓力源變弱了，但那並不是最理想或可持續的身心狀態。

運用認知技巧做為應對機制，往往涉及**忽視或壓抑生理知覺和情緒**，但它們與可持續的情緒體驗是不可分割的。若是沒在體內培養出真實的安全感，你會持續困在黃色狀態。儘管你脫離了高壓的紅色狀態，你仍未完全放鬆或恢復平靜，代表安詳和修復的綠色和藍色狀態仍遙不可及。

就短期來看，處於黃色狀態的你算是能正常運作。你管控住了當前的壓力並繼續度日，但與此同時，緊張不安的暗流隨時伴隨著你。這種慢性壓力可能讓你嚴重耗損，因為你需要耗費大量能量，才能一直壓抑身體的壓力反應。卡在黃色狀態久了，可能導致生理和情緒疲勞，或是過勞。持久的壓力最後可能體現為生理症狀，例如消化問題和發炎，或是發展為情緒障礙，例如慢性焦慮症或憂鬱症。

影響情緒的上行下效法還有另一種形式，就是重溫和重新解讀，塑造你情緒反應的過往經驗。譬如想像公開發言會引發焦慮，是因為它喚起你兒時被嘲笑的記憶。你或許可以在安全安心的狀態下，例如與所愛之人或諮商師共處時，有意識地重溫那場不堪的兒時回憶，藉此轉變你公開發言時的情緒反應。你已是成人，不像兒時那樣無助或脆弱。認知到這一點，讓你能以同情和關懷的態度看待兒時的自己，以及當時體驗到的羞恥感和孤立感。你在理解過去的自己時，也能連帶開始放掉那些痛苦的舊感受，騰出空間給更積極正面的新體驗。這個程序有助於形成看待公開發言的新視角，它不再植基於恐懼和焦慮。

不過這種回顧和重塑過往經驗的練習，對調節神經系統的長期功效比較大。如果你正處於神經系統失調或是急性壓力反應，它的幫助可能有限。在運用上行下效法來修改情緒地景之前，最可行的第一個步驟是建立生理上的安全感和調節性。一旦有了這種具體的安全感，你就能有效地執行更深層的情緒工作，包括重塑過去的記憶。我會在下一章討論第三階段「修復」時，深入探討這個程序。

改變生理知覺：透過身體管理情緒

若要有效管理情緒，很重要的一步是打點形塑情緒的第三個元素：生理知覺。練習在體內培養安全感，是影響情緒狀態並為情緒調節打造穩固基礎，最有效直接的方式。當你要應付諸如焦慮、過勞或其他失調帶來的生理症狀時，先從以身體為主的作法開始尤為重要。

二〇二三年，史丹佛大學的卡爾．迪賽羅斯（Karl Deisseroth）與他的團隊以小鼠進行研究，進一步強調身體知覺和情緒體驗之間有直接連結。他們製造出一具非侵入性的鼠用尺寸心臟節律器，加快小鼠的心率。隨著實驗者讓小鼠心臟跳得更快，牠們出現更多焦慮行為，證明大腦和心臟之間有雙向連結，並凸顯出我們的情緒和生理狀態密不可分。

因此，正如史丹佛團隊在這項實驗中所證明，「五階段計畫」的這個階段，要影響情緒最有效直接的方式，就是改變身體知覺，例如心率、呼吸模式（運用生理性嘆氣），以及肌肉張力（利用我先前提到的切入點）。它們能直接影響這些身體知覺，協助你的警醒度電梯轉換到綠色狀態，進而改變你的情緒狀態。持續不懈地做這些練習，你將更能掌控情緒，讓自己每分每秒都做出更健康、適應力更強的回應。開始脫離分析式思維、回歸身體，有個簡單的作法，那就是駕馭肌肉和以觸摸為切入點。

以肌肉為切入點

焦慮、慢性壓力和神經系統失調，是互相牽連的因子，它們會讓肌肉處於長期緊繃的狀態。最常緊繃感的身體肌肉，包括脖子、肩膀、下巴、後腰和臀部。這些部位的慢性緊繃可能導致各種問題，例如疼痛、頭痛、行動力下滑和壓力相關疾病等。肌肉是個強大的切入點，讓你有機會進到神經系統，並帶它回到綠色狀態。有意識地釋放這些肌肉群的緊繃，能改善血液循環、彈性和整體的安康。不僅如此，你還可運用肌肉為切入點建立覺察，發現不同肌肉的收縮和知覺是如何建構出情緒。

小練習

練習釋放肌肉緊繃

脖子和肩膀的蠑螈運動

身兼作者和身體治療師的史丹利．羅森堡（Stanley Rosenberg）提出一套動作，能大幅改善胸椎的彈性，提升呼吸時的肺容量，減少頭部前傾的不良姿勢。以接下來教你的方式運動頭部、頸部、肩膀和眼睛肌肉，有助於釋放長期緊繃，向神經系統傳送安全訊號，告訴它可以移到綠色狀態了。

1. 先採取舒適的坐姿或站姿。
2. 眼睛往右移，彷彿你想看到自己的右耳，但只移動眼球，頭部保持面向前方。
3. 保持眼睛向右看，同時彎下脖子，讓右耳靠近右肩。肩膀保持不動，只要讓耳朵移向肩膀，而不是讓肩膀聳向耳朵。維持這個姿勢三十到六十秒，你應該會感覺脖子左側和雙肩繃緊了，現在你的頭與其餘身體呈九十度角，目光應該望向地面才對。
4. 回復望向前方，脖子和脊椎都回到原本姿勢。換左側重複二到三的步驟，眼睛望向左側。
5. 重複二到四的步驟，但這次眼睛看著相反方向。兩側各維持三十到六十秒。

完整蠑螈運動

做完整蠑螈運動時，你要活動整條脊椎，而不只有脖子。活動整條脊椎可以向神經系統傳達更強烈的訊號，告訴它可以放鬆、釋懷、自由地進入綠色狀態。

1. 趴跪在地上，確保體重平均分配給雙手和雙膝。你也可以雙手撐在椅子或桌子上。你的頭部應該要和脊椎成一直線，不能比脊椎高或低。稍微抬頭和低頭來調整到正確姿勢。
2. 像上一項運動時望向右側，只動眼球。
3. 眼睛維持不動，頭部向右偏。順勢彎曲頸部以下的身體，直到脊椎末端，就像蠑螈彎曲身體時一樣，維持這姿勢三十到六十秒，再回到原本的姿勢。
4. 換另一邊做同樣動作。眼睛往左看，頭部向左傾，再彎曲其餘的脊椎。維持三十到六十秒，回到原本姿勢。

以觸摸為切入點

在人類生活中，「觸摸」一向是重要的一部分，對於維繫情感、溝通和整體安康都發揮必要功能。近年來出現許多治療方式，是運用觸摸對神經系統的影響，來幫助身體往下移動到更為放鬆的綠色狀態。有些研究強調身體組織、內臟與觸摸式療法之間的功能性連結。這些研究主要聚焦於針灸，鎖定皮膚上的穴位，根據傳統中醫學，穴位都對應到體內相關的器官。研究發現，刺激這些穴位會製造神經訊號，進而影響器官的運作。這些研究不但以實驗證明傳統中醫學的部分說法，也呈現出實際觸摸皮膚能直接影響全身的生理系統。諸如擁抱和愛撫等溫柔關懷的觸摸，有助於你在生理上感到安全踏實，那是帶你回到綠色狀態的有效途徑。而生活中的生理觸摸不足，則可能導致孤立、寂寞、情緒低落等感受。

喜悅和安全感等情緒，往往源自觸摸。即使時間很短，愉快的感受能對神經系統帶來顯著的正面影響，促進壓力釋放和移入綠色狀態。然而對許多人而言，觸摸可能造成不適，或是觸發過往創傷經驗所埋下的嵌入式警報器。

雖然他人的觸摸可能正面影響你的神經系統，你卻未必總是能有這個機會；而且如果你擁有與觸摸相關的嵌入式警報器，他人的觸摸可能反而使你衝上紅色狀態，而不是降到綠色狀態。幸好，要駕馭觸摸的力量，讓自己降入綠色狀態，不需假他人之手，你也可以憑觸摸自己來辦到。

內感覺：身心連結的基石

大家在成長過程中大概都學過，人有五種感官：視覺、聽覺、嗅覺、味覺以及觸覺。不過遺憾的是，其實這張清單簡略不全，漏掉了許多幫助神經系統理解世界的內部感官。譬如說，你的前庭系統幫助你平衡和掌握空間感。本體感覺的其中一項是肌肉動作的知覺，例如收縮和伸展，而那使你在任何一刻都能知道身體各部位在什麼位置。內感覺（interoception）有時被稱為排在前庭和本體感覺之後的「第八感」，能幫助你了解自己的體內狀態，例如體溫、疼痛、搔癢、飢餓、口渴和心跳。目前持續有新的研究在為這張清單增添更多明確屬於內感覺的知覺。

有別於視覺、聽覺、嗅覺、味覺、觸覺這五感，內感覺源自體內，為你的生理狀態持續提供源源不絕的內部資料，它們被送到大腦中稱為島葉的區域，島葉會將資訊整理後再送到大腦其他區域。譬如說，你肚子餓的時候，胃部的知覺送到了島葉，島葉整理資訊後傳給大腦其他部分，促使你去找東西吃。

小練習

練習舒緩的自我觸摸

以自我觸摸練習移動到綠色狀態，包括下列方式：

- **自我按摩**：輕柔地按摩緊繃肌肉，或是對身體特定部位加壓，有助於緩解壓力、促進放鬆。
- **穩固技巧**：雙手放在胸口、腹部或身體其他部位，有助於你感覺更有連結、活在當下。
- **正念觸摸**：一邊撫摸手臂或握住自己的手，一邊專心感受觸感，可以創造出撫慰和安全的感受。

內在身體知覺的切入點

若你知道島葉處理了多少關於你內部狀態的資訊，而且只要留心尋找，它們都任憑你的意識取用，你或許會大吃一驚。你的細胞和器官隨時都在傳送訊號給島葉，報告它們的體驗，因此內感覺意識會成為強大的「橋梁」，銜接起你的生理需求以及自我照顧的能力。譬如說，假如室外很熱，而你在太陽下曬了太久，你的細胞和器官會用訊號向島葉傳達它們感覺太熱了。

若你的內感覺意識薄弱，你可能無法察覺當下的狀況，只知道你有種籠統的不舒服感覺。但如果你發展出強大的內感覺意識，就會知道你是因為身體感覺太熱而不舒服，並移動到陰涼處。發展強大的內感覺意識能使你能彈性十足地適應周遭變動的環境，以及隨之變動的內部狀態。

除此之外，島葉和內感覺也發揮重要作用，讓神經系統能建構愉悅、不滿、警醒、平靜等情緒和感受。當你的大腦從島葉蒐集資料，會將資料與你過去的經驗和當前的環境訊號結合起來，接著做出訓練有素的預測，或可說是「最佳猜想」，促使你產生能提高生存率的感受。大腦的目標是根據你的歷史和當前狀況，建構出最理想的情緒反應，來確保身體能量資源用在刀口上，以提高生存率和安康。

提高內感覺意識能讓你的生活更輕鬆，不致於感到耗弱或焦慮。你愈能察覺體內正發生什麼事，愈能妥善處理情緒和生理反應，改進情緒調節狀況、減少壓力、提高神經系統的彈性。事實上，隨著你更懂得掌握身體的內部訊號，你也更可能待在平靜和喜悅的綠色和藍色狀態，縮短處於高壓的紅色和黃色狀態的時間。這是因為你給了大腦更加精確的資料，讓它能為你的情緒反應作出「最佳猜想」，使你的回應更加恰當且有效利用能量。

小練習

探索內感覺的切入點

這項練習的設計目的，是幫助你探索身體各部位的不同知覺，藉此提高內感覺意識。你可以將表格當作參考工具，更加熟悉身體各部位可能體驗到的知覺。這項練習也會幫助你更加掌握身體的訊號，增進自我調節的能力。

1. **找到舒服的姿勢**。找個你能舒適地坐下或躺臥的安靜場所，閉上眼睛，做幾個深呼吸，讓自己專注和放鬆。
2. **挑選一個身體部位**。從下列表格中挑一個身體部位做為起始點。你可以由任何部位開始，並以自己的步調完成整張表。
3. **專注在知覺上**。將注意力放在你挑選的身體部位，專心感受那裡的知覺。運用表格做為參考工具，幫助你辨識可能感受到的不同知覺。努力在各種知覺中稍作停留，不帶批判地觀察它。
4. **轉移到另一個身體部位**。等你花了些時間探索第一個部位的知覺後，輕柔地將焦點轉移到挑選的下一個部位。重複上述流程，專注觀察在該部位體驗到的知覺。

5. **繼續探索**。繼續一一完成身體部位的清單，專注於各部位的知覺。針對每個部位，你可以依照舒適度和感興趣的程度，而盡可能花上最多或最少的時間。

6. **回顧體驗**。探索完清單上的所有身體部位後，花點時間回顧你的體驗。在你看來，有哪些知覺特別有印象？有發現任何意料之外或是前所未見的知覺嗎？思考這項練習能如何幫助你在日常生活中更留意身體訊號。

辨識內感覺

部位：大腦

·警醒 ·平靜 ·清明透澈 ·暈眩 ·專注
·頭痛 ·心理疲勞 ·心理混沌 ·心理放鬆
·心理緊繃

部位：胸腔

·呼吸頻率 ·胸痛 ·深層呼吸
·擴張和收縮 ·慌亂感 ·壓力 ·緊繃
·心跳急速 ·淺層呼吸 ·喘不過氣

部位：雙手／手指

·濕黏 ·發冷 ·乾燥 ·麻痺 ·疼痛 ·僵直
·出汗 ·腫脹 ·麻刺 ·發熱

部位：胃

·胃食道逆流 ·悶脹 ·緊張翻騰 ·飽足
·脹氣 ·咕嚕響 ·飢餓 ·消化不良 ·反胃
·胃痙攣

部位：耳朵

·耳朵痛 ·耳屎堵塞 ·耳悶 ·耳鳴
·聽到心跳聲 ·發癢 ·聽力受阻 ·壓力
·感覺有氣泡破掉 ·對聲音敏感

部位：咽喉

·梗塞 ·咳嗽 ·吞嚥困難 ·乾燥 ·沙啞
·發癢 ·腫塊感 ·發炎痛 ·腫脹 ·緊繃

部位：雙腳／腳趾

·發冷 ·乾燥 ·抽筋 ·發癢 ·麻痺 ·疼痛
·出汗 ·腫脹 ·麻刺 ·發熱

部位：眼睛

·乾燥 ·用眼過度 ·眼皮重 ·發癢 ·疼痛
·壓力 ·對光線敏感 ·流淚 ·疲倦 ·濕潤

部位：肌肉

·痙攣 ·疲勞 ·放鬆 ·痠痛 ·抽搐 ·僵硬
·舒張 ·緊繃 ·顫抖 ·無力

部位：皮膚

·濕黏 ·發冷 ·乾燥 ·發紅 ·出汗
·雞皮疙瘩 ·發癢 ·對觸碰敏感 ·緊繃 ·發熱

回歸正「身」

近二、三十年來，大量科學研究都以「正念」為題目。現在已有數百項研究指出它的益處。第一階段「覺察」所提到的「狗腦袋轉換為獅腦袋」就是一個正念練習的例子，相信你已經在做了。但是很可惜，有時候「正念」一詞會誤導人。它是由古巴利語[3]中的「sati」一詞翻譯來的，西方人常將它理解成「時時刻刻保持覺察」。不過這有時候會讓大家以為，正念主要是聚焦在自己的想法和內在聲音上。為了調節神經系統，你需要的不只是練習覺察當下的心理狀態，也要覺察整個身體的體驗。

在我們步調快速的文化裡，有許多因子導致我們與身體產生各種脫節。你個人的敏感度可能讓你

3 編註：Pāli，中古印度－雅利安語言，屬印歐語系，與梵語密切相關。主要做為南傳佛教經典語言，非日常口語。其語法較簡單，詞彙多與梵語共享，語音與形態略異，是理解早期佛教教義的重要工具。

與身體更加疏離，藉以當作一種保護機制，但另外也有許多文化和環境因子使身心失去連結。長久以來，西方的宗教和哲學傳統都重視心智甚於身體，在西方思想中，這兩者是分離的。例如西方醫學幾乎完全只關心疾病所呈現出的生理症狀，經常忽略情緒和思想對個體整體安康的影響。我們的文化將身心分開看待的習慣，導致情緒和身體知覺受到忽視。

現代生活中也有一些環境方面的影響，會使你感覺與身體脫節。例如繁華城市的高強度生活，缺乏寧靜時光和直接接觸自然的機會，可能使你的身體和神經系統耗弱，要感受到自己的情緒和知覺變得困難。身為人類，我們是在自然中演化的，而我們的身心依舊渴望與自然連結。簡言之，你個人的敏感度再加上文化和環境因子，共同導致身心之間長期失去連結。但是調節神經系統**必須**要有緊密連結的心智和身體，我們需要避開陷阱，別讓正念淪為強化疏離的另一個因子。

為了避開這個陷阱，以及凸顯讓身體體驗當下的重要，我更傾向於用「正身」取代「正念」。這兩個詞彙都在形容對當下發生的事保持覺察的作法，但「正身」強調的是你每一刻的體驗，最重要的是體驗的本質在於豐富生動的感覺。現在也出現許多新詞彙，例如：「身體覺察」、「身體意識」和「具體化」（embodiment），來設法描述與自己的身心都同步的體驗。

你在進行身體探查和切入點練習時，為了努力保持覺察，你應該要以「正身」的方式練習。感受一下如果容許整個身體（而不只是心智）隨時都活在當下、保持覺察，會是什麼樣子。記住，正身探查與掃描身心的成功關鍵，在於持續覺察自己的身體，並運用呼吸釋放緊張。只要勤於練習，這個技巧能成為寶貴的工具，讓你一整天都用它來管理壓力和促進放鬆。

小練習

隨時隨地進行正身探查

這套正身探查適用於任何姿勢，包括坐著、站著、行走或甚至躺著。讓它成為能融入每日常規且方便的練習，即使你正在忙別的事也能兼顧。以下按步驟簡單說明技巧。

1. **找個舒服的姿勢**。如果你是站著，確保雙腳與骨盆同寬，膝蓋微彎。如果你在走路，保持緩慢而放鬆的步調，仔細注意身體動作。如果你坐著，舒適地坐直身體，髖部要高於膝蓋。如果你躺著，要癱平仰躺。你也可以配合身體的特定需求而微調任一姿勢。
2. **進行幾個深呼吸**。用鼻孔深深吸氣，把肺部充滿，再用嘴巴緩慢吐氣。重複這程序數遍，幫助你集中覺察，為心智作好身體掃描的準備。
3. **聚焦在雙腿和雙腳上**。將覺察放在大腿、膝蓋、小腿、腳踝和腳掌上，留意任何知覺或緊繃感，運用呼吸釋放緊繃。
4. **專注在腹部和臀部**。留意腹部、兩側和臀部的任何知覺或緊繃感，運用呼吸釋放在這些區域感受到的任何緊繃。
5. **注意力轉移到胸部和背部**。觀察胸部、上背和後腰是否有什麼感覺或緊繃。做幾個深呼吸，想像每次吐氣都融解一些緊繃感。
6. **焦點移向肩膀和手臂**。留意肩膀、上臂、手肘、前臂和手掌的任何緊繃感。深呼吸，想像緊繃感隨著每次吐氣而消散。

7. **注意力轉往頭部和臉**。留意額頭、頭皮、眼睛、下巴和脖子的任何知覺或緊繃感。如果你察覺任何緊繃感，做個深呼吸，想像緊繃感隨著吐氣而釋放。
8. **花一點時間觀察全身**。你站著或走路時，留意全身以及任何殘餘的緊繃感。深呼吸，想像緊繃感隨著吐氣離開你的身體。
9. **以數個深呼吸收尾**。用鼻孔深深吸氣，把肺部充滿，再用嘴巴緩慢吐氣。重複幾遍有助於穩固你自己，讓焦點回到當下。

以動作為切入點

已有大量研究證明，運動和動作對於情緒以及神經系統調節，能發揮很強的正面效果。並不是已經身材健美或有運動習慣的人，才能獲得這種好處——即使是生活處於高壓中，或是多年來都疏於活動筋骨的人，也能從生理活動中得到巨大益處。除非你已經在進行某種動作練習，否則只要你的神經系統仍處於失調，開始做一些溫和的活動是很重要的第一步。轉換到強度更高、更活躍的動作之前，先花幾週執行我在第六章介紹過，用來建立穩固結構的感官刺激常規中的主動本體感覺輸入、被動本體感覺輸入和前庭輸入。

如果你正在承受嚴重失調，或是已長久未活動，直接採行高強度運動常規可能對你弊大於利。循序漸進很重要，能避免受傷、過勞，以及在你的身體能補滿能量前，又消耗更多能量。諸如瑜伽和走路這類溫和活動都是很棒的起點，它們以低衝擊方式動用肌肉和提高心率，可以因應你獨特的需求和能力，而以不同的強度執行。隨著你適應了溫和的動作，神經系統也開始更有效地調節，可能就該嘗試更活躍的運動了，譬如跑步、游泳或高強度間歇訓練。

正如同第一階段「覺察」，多數人至少要花數週時間專心執行「調節」階段，有時候甚至要花好幾個月。你或許急著繼續前進，但別忘了你在第五章立下的誓言：細嚼慢嚥，菜色單純化。下一階段「修復」的必要條件，是你的神經系統啟動時，能運用切入點幫助自己回到綠色狀態。在「修復」階段，你會開始處理一部分導致失調的深層觸發因子和根本原因。在處理這些觸發因子和根本原因時，你很容易就進入黃色或紅色狀態，有時候甚至是紫色狀態，所以在你開始練習修復之前，擁有回到綠色狀態的工具是很重要的。如果你對自己切回綠色狀態的能力沒有把握，就繼續練習本階段的各個切入點。記住，這不是賽跑。你愈勤於練習回到綠色狀態，愈能強化良好調節的神經路徑，這讓你終生受用。

等你感覺準備好前進，第三階段「修復」包含療癒之旅中最深層且最深刻的一些工作。你將把焦點同時放在心智和身體兩個梁柱上，處理神經系統一開始失調的主要原因：你的應對策略、依附模式和嵌入式警報器。對於進行療癒之旅的人來說，這個階段往往會是最困難的一部分，不過它也能帶來極大的回報，因為你開始捨棄神經系統中最深層且痛苦的模式，為人生迎來更強烈的成就感、意義和力量。

小練習

開始規律運動

1. **諮詢醫學專業人士**。開始任何運動計畫之前，先諮詢醫療專家的意見，確保哪些活動適合你目前的健康狀況，並討論任何必要的修正或是預防措施。
2. **設定務實的目標**。為你的運動計畫設定明確而可行的目標。從小型目標開始，例如每天走路十五分鐘，再漸漸拉長時間。這有助於維持動力，專注於整體安康上。
3. **建立常規**。擬出一套持續執行的常規，將動作融入日常生活。挑選對你來說一天中最適合的時段，將那個時段用來鍛鍊生理健康。固定是培養持久習慣的關鍵。
4. **從溫和的動作開始**。將溫和的動作納入常規，例如伸展、深呼吸練習或是慢走。特別挑選衝擊性低且有助改善平衡、彈性和本體感覺意識的活動。你可以在感官刺激常規輸入（見第六章）中尋找靈感。
5. **漸進地提高強度**。等你更適應溫和動作之後，慢慢增加活動強度。譬如說，延長走路時間、嘗試入門瑜伽課，或是參與運用體重或彈力帶執行的輕度肌力訓練。
6. **納入中強度運動**。在常規中納入中強度運動，例如快走、游泳或騎單車，每週至少要進行一百五十分鐘。最好分成至少三次達成目標，別一口氣做完，不過可以實驗每次持續不同時長，確認你的身體偏好的模式。

7. **添加變化和難度**。為了持續挑戰自我和避免無聊，在常規中納入各種不同運動。嘗試多種中強度運動，例如：舞蹈課或團體健身課，或是接觸健行、騎單身或划獨木舟等戶外活動。

8. **監控進度**。將活動記錄在日誌裡，或是使用健身APP，追蹤自己的進展。這有助於你維持責任感、辨識模式，並視需要調整。

9. **納入高強度動作**。等你打下規律運動的穩固基礎，神經系統的調節也有所改善，再漸漸加入強度較高的活動，例如跑步、高強度間歇訓練或是進階健身課。一開始每次時間短一點，再漸漸增加時長和強度。

10. **隨時留意身體的回饋**。在整個過程中，都要隨時關注身體的需求和極限。聆聽身體的聲音，視需要調整常規。用放鬆技巧、充足睡眠和均衡營養來協力支持整體安康。

11. **尋求支持和責任感**。找朋友和家人幫忙，或是加入健身團體，好讓自己保持動力和責任感。與他人一同參與活動可能使這過程更愉快，提高你將運動加入生活常規的機率。

12. **重新評估並調整**。隨著體適能有所提升，重新評估目標，並視需要調整。記住，運動計畫是持續進行的程序，要取得長遠的成功，保持彈性是最重要的。

第9章

第三階段：修復——再造神經系統的彈性

「療癒你的神經系統」網路社團成員之一芭芭拉，從兒童到青少年時期都承受嚴重的不當對待。這些反覆施加的創傷性壓力源，在成年後體現為各種症狀，包括足以讓她達到失能標準的極重度的慢性疼痛。她也出現多種失調症狀，例如濫用藥物、暴食、焦慮、暴怒和強烈自我批評。這些困難妨礙她擁有豐富多彩的生活，也無法擺脫過去的陰影。

芭芭拉找了諮商師一對一諮商了兩年，在努力重塑過往創傷經驗所留下的嵌入式警報器方面，已取得顯著進展，但復原進度仍停滯不前。她的生理症狀像打不死的蟑螂，暴食和情緒失調也仍是她克服不了的門檻。芭芭拉體悟到處理身體的需求很重要，因而尋求更加全面的療癒方法。她發現了「逆轉神經系統失調的五階段計畫」，完成了「覺察」和「調節」階段，在身體中打造出具體的安全感。先將焦點擺在身體層面，再帶著前兩階段預備好的工具回頭處理嵌入式警報器，芭芭拉便成功調節了情緒，也解決了一直阻礙她復原的生理症狀。

芭芭拉的故事點出了「五階段計畫」的其中一個關鍵層面。大家很常直接切入處理困難的部分，例如對付過往創傷性壓力源所製造的嵌入式警報器，或是努力修正暴食之類對自己有害的應對策略。然而直接切入重點的方式往往會加重神經系統失調的症狀，使你在黃色和紅色狀態裡待更久。先培養出覺察和調節的基本功，你才有本錢迎接最困難的部分，不致於難以負荷而必須放棄。

在第三階段「修復」，你會更專注於最初導致失調的潛在觀念、行為和身體的緊繃模式。這個階段兼而關注「神經系統健康四大梁柱」的心智和身體梁柱，同時強化兩者以打造出互相連結而穩定的支持系統，長久地維持神經系統健康。在本階段中，你可以開始除掉一些嵌入式警報器和潛藏的壓力模式，它們或許從兒時就卡在你體內，也可能源自成年後的痛苦經驗。你也能在這段期間檢視目前的應對策略，學習評估它們的成效，以及是否有更好的選擇。

在「修復」階段，你可能已經開始大幅改變不再適合你的行為或觀念。芭芭拉踏上旅程約六個月後，與我們的社團分享了很棒的進展：她已脫離原本「創傷倖存者」的身分認同，現在自認為是個正面迎接挑戰、並克服了巨大的苦難和艱辛的人。芭芭拉的蛻變源自於她在「修復」階段下了苦功處理潛在的模式。她正視看待自己的舊有觀念，醒悟到有些觀念已不符合事實，且會拖累自己。這個階段並不輕鬆，但如果你願意下苦功，可望發生的正向轉變可能令你大感驚奇。

處理失調的潛在原因

下列三大可能使你失調的潛在原因，適合在此階段處理：

一、目前的應對策略。
二、依附模式。
三、創傷性壓力源造成的嵌入式警報器。

它們不完全是各不相干的類別，而有某程度的重疊，不過它們源自不同的原因，最好以不同方式處理。

目前的應對策略是你的神經系統由學習得來，回應困難或費力狀況的方式。譬如你可能學會藉由健身、祈禱、埋頭工作或喝一大杯酒來應付壓力。雖然傳統認知可能灌輸你應對策略有好壞之分的想法，針對壓力管理進行的科學研究卻表示，策略只有成效上的差別。某個策略是否比另一個策略好，純粹取決於它滿足你短期和長期需求的效果如何。在本章裡，我要帶你認識名叫「神經系統導航器」的工具，幫助你評估目前的應對策略，並在必要時加以改良。

依附模式主要是在幼兒時期（兩歲以下）塑造而成的，那時候神經系統剛開始學習調節。幼兒時期的你透過與主要照護者之間的依附關係，神經系統獲得面對高壓情境，以及在警醒度電梯不同樓層間移動的訓練。在那段形成期，神經系統所獲得的訓練品質如何，有很大的個體差異。

如果你父母的神經系統能彈性十足地在警醒度電梯上下移動，他們大概也為你的神經系統示範了在這方面如何有良好表現。然而，若是他們的神經系統缺乏彈性，他們或許也不會懂得該如何訓練你的神經系統更有彈性。不過你在兒時錯過的任何訓練，成年後都能補足。我將在依附模式的段落教你一項簡單的練習，讓你能開始重新訓練神經系統的潛在模式。

嵌入式警報器源自創傷性壓力源。我們在第四章介紹過，有些刺激會讓你的神經系統聯想到危險或難以負荷的事件，而這些警報器就是針對這類刺激的習得性恐懼反應。若是神經系統處於調節和安全的狀態，不再派得上用場的嵌入式警報器往往會自行解除。看著警報器響起，並同時認知到或提醒你自己：此刻你非常安全，不是真的有危險，可能就能忘記已習得的嵌入式警報器。或許要重複「觀看並察覺到自己很安全」的程序數遍，它才會開始消除。

不過，有時已沒有幫助的嵌入式警報器，不會自行離開你的神經系統。它們卡住了，需要動用更多處理程序，深入理解你經歷過的超負荷或糟糕體驗，才能忘記警報器。要處理已經不再有用、卻卡在神經系統不肯自行消失的嵌入式警報器，通常需要求助於受過訓練的專業人士進行一對一或團體諮商。有許多專門針對嵌入式警報器的治療方式，都有大量傳聞證據和科學證據來支持其功效，包括內在關係系統治療（internal family system）、身體經驗治療（somatic experiencing）以及眼動減敏與歷程更新治療（EMDR）。在我的療癒之旅中，我發現內在關係系統治療，對於忘記已習得的嵌入式警報器有很大的幫助。

你的旅程走到這個階段，接下來的路徑會變得更加客製化。重點不是你要執行這些特定練習，而是學會在不同練習之間探索，查明對你最有幫助的是什麼。在下一個小節，我要教你一種有科學證據為基礎的實用策略，用它來試驗不同的練習並找出最適合你的選項。

韌性：培養克服逆境的彈性

研究結果顯示，多數人在一生中，至少會遇上一次慘痛的事件，例如出乎意料地失去所愛之人，或是發生嚴重車禍。不過驚人的是，即使度過如此艱困的一段時期，多數人終究能夠痊癒，繼續過生活。更令人詫異的是，許多在令人心碎的背景中長大的孩童，都能夠克服種種辛苦，最後獲得完滿的人生。研究兒童韌性發展的先驅安·瑪斯頓（Ann Masten）將這意料之外的結果稱為「平凡魔法」

考慮與專業人士合作，處理嵌入式警報器

如果你的神經系統是最近才陷入失調，或許你只要處理當前的應對策略或是嵌入式警報器，就能回復持久的調節狀態。然而對多數人而言，處理依附模式才是維持長期調節狀態最有用的途徑。此階段工作的首要之務，是管理自己的步調。處理依附模式和嵌入式警報器可能喚起昔日對你來說強烈到不堪負荷的感受，例如深度的受傷、悲愴或憤怒感。你在前面的階段所打造的結構、覺察和主動權，賦予你現在應付這些強烈感受的量能，但那些感受仍可能令你十分難受。執行這項任務時，將之前學到的所有工具都用出來以保持穩固，是很重要的一點。

如果你覺得這可能對你有幫助，本階段也很適合開始與諮商師、教練或其他治療師進行一對一或是團體治療。受過治療方法專業訓練的專家，能專注在改進你的應對策略、處理嵌入式警報器或是重新訓練你的依附模式，在此階段能成為你不可多得的盟友。

處理這些導致失調的根本因素曠日持久，是很常見的情況。要花多少時間才能拔除導致失調的根本因素，在每個人身上有很大的差異。投入數週或數月建立常規來處理根本因素之後，你或許會感覺已準備好進入「五階段計畫」的下一階段。但即使你已進入下一階段，你仍然能持續管理依附模式、應對策略和嵌入式警報器做為輔助。你在「五階段計畫」中移到下一階段時，並不表示應該擺脫前面的任一階段——而是代表要在前面的基礎上添加新階段，而前面學到的技巧會漸漸成為第二天性。

（ordinary magic）。為何有那麼多人能克服極度的逆境？他們做了什麼不一樣的事？我們如何師法他們？這些疑問深深吸引研究者，激發他們更加深入理解韌性。

韌性是能夠適應逆境或難題並從中復原，而且在過程中獲得正向成長。韌性不代表你很強悍，或是在應付逆境時不會費力掙扎。韌性其實是以特定方式啟動神經系統的壓力反應，幫助你面對挑戰、努力度過，再從中復原。譬如你可能為了自己做的某件事或是遭遇的某件事，而體驗到愧疚或羞恥等痛苦的感受。或是有了一次難受的經歷後，接下來數週或數月成為你的耗損期，你在此期間感受到強化的警醒與焦慮，並且會反覆或是無法克制地回想那次經歷。但這些症狀不表示你有毛病，或是你缺乏韌性，這是神經系統在整合某一次經歷時，對困境的正常反應。

擁有韌性表示壓力反應以及與該次痛苦經歷相關的任何症狀，都會在合理的時間範圍內漸漸消退。若是沒有韌性這層防護，你的壓力反應和症狀可能停留得久到超出必要，那會導致神經系統失調以及各種慢性症狀。

我在第四章討論過喬治·波南諾的創傷研究，波南諾也是韌性領域的主要研究者。他的研究結果獨到之處，在於他透過研究揭露了韌性的本質，而不是訴諸傳聞、理論或不可靠的方法。他的重大發現之一，來自針對九一一攻擊事件倖存者的研究。他在承受了九一一攻擊所帶來的極度創傷性壓力的紐約市民身上，觀察到三種症狀模式。多數人在事件過後，症狀就快速消退了，他將這種倖存者度過症狀的模式稱為「強韌模式」。有些人的症狀過了更久才慢慢消退，不過最終仍然能完全復原，他稱之為「修復模式」。還有一小群人即使過了很長時間，始終沒恢復原本的狀態，這種壓力反應模式出現在事件過後承受慢性症狀的人身上，他稱之為「慢性症狀模式」。

不同科學團隊都發現，呈現強韌模式而克服逆境的人往往執行了一套作法，而你也能將這套做法融入生活。若是運用這套作法，就能提升自己在面臨逆境時表現出強韌模式的機率。如果你目前正持續承受源自過往事件的症狀，這套作法能引導你進入修復模式。展現強韌模式的人，在應付壓力時通常會採取特定態度，而這類思考模式有助於促進他們的韌性。此外，當他們遇上困難的狀況，他們通常會依循特別的步驟來幫助自己調適。

採取韌性態度

儘管你可能無法掌控當下的感受或是偶爾出現的負面想法，你確實有力量引導自己的心智，保持有助於強韌反應的態度。你大概不會時時刻刻都感受到這樣的態度，這完全沒關係。只要下定決心更常展現這類有益的態度就夠了，尤其是在面臨困難的時刻。

我稱這種心態為「韌性態度」，它由三個關鍵元素組成：

一、對未來保持樂觀。
二、相信自己有能力應對。
三、將逆境視為挑戰而非威脅。

樂觀必不可少，它幫助你即使在生命低谷，也能想像更光明的未來。美好未來的願景能驅動你努力實現那個未來，強化克服眼前任何阻礙的決心。相信自己有能力應付難題也很重要。只要相信你能夠兵來將擋，你就更可能嘗試新方法、勇於迎接挑戰。波南諾將這種信心形容為「自證式預言」。通常你認為自己是怎樣的人，就會表現出那種人的行為。

第三個元素「將逆境視為挑戰」，是韌性態度另一個重要部分。在艱難時刻，感覺受到威脅是人之常情。但只要你能轉換觀點，將這些狀況視為挑戰，你便會化被動為主動，開始擬訂克服障礙的策略。這種心態的轉換也能直接影響身體的壓力反應以及神經系統的狀態。將壓力源視為挑戰會為身體做好行動的準備：心臟打出更多血，腎上腺素幫忙管控血壓，讓你能作出更有活力的反應。相反地，眼裡只有威脅，則會導致血壓升高以及低效的壓力反應。

樂觀心態、對自己應變技巧的信心，以及將逆境視為挑戰的視角，三者結合起來創造出能支持整個身心韌性的強大協同作用。然而這種韌性態度並不是用來忽略或貶抑你可能體驗到的真實痛苦、悲愴、憤怒或難題，它其實是容許你真正認知到這些感受的途徑，並進而直接面對難題。

有些時候你需要向痛苦低頭，允許自己悲悼或哭泣。讓自己感受痛苦之後，韌性態度會賦予你各種實用工具，例如希望、對自身力量的信心以及將困難視為挑戰的能力。這些有助於你面對先前對你而言，似乎都太龐大或太嚇人的難熬感受和情境。

小練習

培養韌性心態

1. 從你目前體驗到的情境中，回想一個稍具挑戰性、難度頗高，或是令人惱火的情境。在訓練這項技巧時，最好還是挑選相對輕微者。假如你直接挑戰壓力源的大魔王，可能因難以負荷這種體驗而無法練習轉換態度。

2. 樂觀心態：假設從一到十的量表上，一代表認為事情永遠不會變好的徹底悲觀，十則是認為事情一定會變好的徹底自信，請評估你對於上一項想到的情境，目前的樂觀度有幾分？

- 閉上眼睛，想像如果這個情境變好了會是什麼樣子。別擔心該如何實現的問題，只要假設情境已經變好了，並專注於身體的具體感覺，即使感覺很輕微。你會覺得更放鬆嗎？更愉快？如釋重負？

- 用同一份量表回頭檢視你的樂觀度。你或許注意到，光是想像結果可能改善，你對這情境就更樂觀了一點，或許能讓你的自我評估增加一、兩分。

3. 應對能力的自信：假設從一到十的量表上，一是對自己的能力毫無信心，十是對自己的能力有絕對信心，針對你應付當前情境的能力，評估目前的信心度。

- 閉上眼睛，回想你克服某次逆境的經驗，亦即你遭遇挑戰並成功解決。不必是很艱鉅的挑戰。譬如說，也許你在學校通過一場本來擔心會被當掉的考試，或是你做到一項挑戰生理極限的活動。回想這方面記憶，邀請那種具體的成就感進入你的身體。現在花幾分鐘用心感受它。

• 用同一份量表重新評估你的自信度。你或許注意到自己對於應變能力有了更多信心，讓自我評估增加一、兩分。

4. 將逆境視為挑戰：假設從一到十的量表上，一是你將眼前的狀況完全視為威脅，十是感覺眼前情境像個挑戰，請評估你對眼前的狀況，目前視其為挑戰的程度。

• 現在由狗腦袋轉換為獅腦袋，並想像你是雄壯威武的獅子。套用萬獸之王的態度，別問自己：「為什麼偏偏是我？」而要說：「放馬過來吧！」將身體裡任何壓力造成的緊繃感受，視為協助你完成挑戰的能量泉源。你可以悶在枕頭裡放聲尖叫（別擔心，枕頭的隔音效果絕佳，不會有人聽見的）做為額外推進力，這能進一步強化視情境為挑戰的具體感受。

• 用同一份量表重新評估你視情境為挑戰的程度。你可能感覺少了點威脅、多了點挑戰，或許讓自我評估增加一、兩分。

5. 回到原始情境。用這稍有差異的態度去看待同樣的情境，感覺如何？態度有所轉變後，你的視角也有變化嗎？你的**感覺**有不同嗎？

應對逆境的策略

儘管培養韌性態度極為有用，要發展出更多韌性，具有一項面對挑戰的特定策略也很重要。我在此要提議使用的方法，是研究者在展現出韌性的個體間所發現的共同策略。你可以用這項策略順利度過任何艱難或高壓的情境。我們先來探索這項策略的三個步驟：一、分析當前的情境；二、擴充應對策略工具包；三、監測結果並持續修正路線。

分析當前的情境

第一步是留意你當前的處境，並且自問：「我遇上什麼狀況了？」「問題出在哪裡？」「我得做什麼才能度過難關？」正確認知到事情的脈絡，有助於你判斷怎麼反應才恰當。從你開始進行「五階段計畫」的第一階段「覺察」起，你就一直在練習留意脈絡。運用這份覺察力好好觀察當前的情境吧。若要將這一點應用在日常挑戰上，你要先暫停一下，花時間徹底了解挑戰。正如同你正在讀這本書好徹底了解神經系統失調，你也要努力先摸透新面臨的挑戰全貌，再採取任何行動。

愛因斯坦說：「如果要我在一小時期限內拯救地球，我會花五十九分鐘確認問題，剩下一分鐘解決問題。」雖然「應該先了解狀況再試著予以修正」似乎不言自明，你或許會訝異地開始發現，其實你經常還沒完全釐清究竟發生什麼事，就急著要動手解決。

一關於觀點的小提醒一

你要開始留意你所看見的事物以及你如何「解讀」它之間的差別。如果你是高敏人，這一點尤其重要。要是你極度敏感，你在察覺脈絡上可能已有優勢。你的神經系統能由環境中接收許多提示。然而受到增強的敏感度並不會**直接保證**你就能準確解讀這些提示。例如科學實驗顯示，人在判讀臉部表情時，會依照自身的心理狀態、個人經歷和其他環境因素而有所差異。如果你正處於紅色或黃色狀態，你可能將某人的表情判讀為冷笑，但身處於綠色狀態時，你可能將它判讀為友善的微笑。

這並不表示你該無視於自己的判讀結果。你的判讀結果仍是你當前脈絡的珍貴線索，但別把它們當作唯一答案。只要有機會就盡可能先驗證自己的判讀結果，別直接套用，例如關心別人的心情，並觀察他們回應的態度。

擴充應對策略工具包

接下來你得考慮當前的應對策略。你在這一步要由詢問「我該做什麼？」轉換為「**我能做什麼？**」列一份應對策略和情緒調節工具清單，做為現成可用的選項。在「覺察」和「調節」階段，你已學到好幾種新的應對策略，例如由狗腦袋轉換為獅腦袋，以及運用切入點來獲得主動掌控壓力反應的權力。除了直接帶來高壓的情境之外，你也能努力增加可用的策略數量，在低壓情境中動腦思考或是練習。打造多元的策略能為你提供更多選項，將特定情境處理得更好。

就日常生活中的挑戰而言，你可以腦力激盪，列出一份目前現成可用的應對策略清單。應付挑戰沒有什麼一體適用的方法，在特定情境下或不同人身上，哪種策略的功效更好都是不同的。別試著將自己局限於最有效的應對策略，你應該專注於在各種情況下應用對你最有幫助的策略。

你有時候可能因為使用了公認為適應不良或有害的應對策略（例如吃大量甜食）而感到羞恥或愧疚，然而你之所以用這些方法，大概是因為它們在過去的艱難時刻發揮了重要功效。你不該試著用慚愧或強制力逼自己放棄有負面作用的應對策略（例如吃大量甜食）；應該試著為神經系統提供一項更加有效的應對策略，而它沒有同樣的負面作用。**請牢記：沒有哪種應對策略是錯的，只有在不同情境下幫助或大或小的差別**。

進行這個「修復」階段時，要思考有哪些現成可用的應對策略，包括前兩階段學到的工具，以及本章的練習。如果經濟能力許可，可以考慮聘請專業人士協助處理難熬的情緒，以及擴充應對策略的工具包。若你擁有的是友情和親情資源，請他們陪你討論當前的情境，讓你能獲得更深入的理解。如果你擁有的是時間資源，你可以進行長距離散步，並在本階段大量寫日記。假如你善於經營社群媒體，可以和網友建立連結，或是加入「治癒你的神經系統」網路社團。

監測結果並持續修正路線

最後一步是執行其中一種應對策略，再監測你獲得什麼結果。這有助於養成習慣評估自己選擇的策略是否有效。在這一步，你要自問：「我克服挑戰了嗎？」「我的應對策略在發揮作用嗎？」

「我需要調整回應嗎？」「我該嘗試另一種策略嗎？」在實際嘗試之前，你永遠不確定某個應對策略是否有效。與其為了等著找到完美策略而原地踏步，有韌性的人會直接嘗試他們認為可能有效的方法，再監測結果並修正路線，或是換另一個新策略，直到看到成效。

監測結果提供你所需的資訊，根據成效的高低來判斷要調整或改變回應方式。若某種策略行不通，要勇於承認並作出適當調整。若某種策略很成功，你該將這份成功謹記在心，避免無意間又切換到成效較差的作法。例如若你正在訓練神經系統建立更有安全感的依附模式，經過數週或數月的規律練習，你觀察到任何正向改變了嗎？你感覺好一些了嗎？你發現自己更容易信任別人，或是感到壓力減輕了嗎？如果答案是肯定的，請繼續保持；如果是否定的，嘗試不同作法。採取這種由回饋中學習的態度後，你的療癒之旅就不可能出差錯。你不會犯錯，只會遇上一些你嘗試過但現階段派不上用場的事情。

我們在「五階段計畫」的第一階段「覺察」和第二階段「調節」就開始建立內感覺覺察（interoceptive awareness），它指的是覺察來自組織和器官內部的各種知覺與細微提示，而它在監測回饋上也極為有用。本章後半，我會教你利用內感覺覺察來建立直覺力，讓監測工作成為第二天性。

神經系統導航器：打磨應對策略

要發展和精進你的應對策略，最好是在你未被壓力源壓得喘不過氣的日常生活中進行。研究顯示，在壓力較小的時期持續鑽研這些策略，能大幅度增進你的能力，在面臨挑戰性高的情境時更能適應和有效回應。

研究應對策略的學者發現，他們能從一大群人的問卷結果中，將策略歸納為四大類：一、尋求社會支持；二、解決問題；三、逃避；四、正向思考。

當你在思考自己當前的策略清單，斟酌是否合適、哪個可能加進工具包，也別忘了考慮這四大類的例子，包括你或許可選擇更聚焦於心智梁柱或身體梁柱的策略。就拿「解決問題式」的策略舉例，譬如列出優缺點表（心智）或是動手用便利貼整理可能的解決辦法（身體），可能是你所面臨的逆境需要務實解決方法時的理想選項。當你需要感覺能安全地與不舒服的知覺共處，尋求社會支持可能是更好的策略。這項練習的目標是變得更擅長將應對策略配對到當前情境，讓你能一眼看出不同情境下形形色色的有效應對策略。

第一步：繪製或溫習你的警醒度電梯地圖

如果你在第七章已經畫過這樣的地圖，回頭檢視它，確保你清楚理解每個狀態。如果沒畫過，重讀那個段落，並用一張警醒度電梯地圖描繪你的神經系統各種不同狀態，以及它們對你的身體和心智造成什麼感覺。

─第二步：省思每個狀態─

用大約五分鐘省思地圖上的每個狀態。焦點放在你在各狀態中所體驗到的生理知覺、情緒和想法。

─第三步：辨別應對策略─

為地圖上的各狀態想出一份應對策略清單，源自你過去曾使用過的，或是你認為未來可能派得上用場的。你可以從下頁「神經系統導航器偷吃步表單」尋找靈感。以身體為主和以心智為主的策略都要列入考慮。每個狀態至少花十分鐘。

─第四步：預演應對策略─

你確認了地圖上各狀態配合的應對策略後，花十五分鐘在心理上以及生理上（如果可行）將這些策略套用在不同情境。想像自己處於各種可能引發各狀態的情境，並想像你要如何應用選好的應對策略有效處理該情境。

─第五步：評估各應對策略的成效─

預演過每種應對策略後，花十分鐘左右回想各策略在處理各狀態相關的挑戰時，其成效感覺如何。若是某種策略似乎不太適合，換另一種試試，或是修改一下讓它更符合你的需求。

神經系統導航器偷吃步表單

應對策略	以身體為主	以心智為主
尋求社會支持		
發洩、舒壓	參與團體運動	向朋友傾訴心情
情緒性支持	擁抱信任的人	與諮商師討論情緒
工具性支持	協助從事體力勞動	尋求務實建議
靈性	瑜伽或冥想	祈禱或參與靈性儀式
解決問題		
積極因應	藉身體運動減輕壓力	針對某問題腦力激盪尋求解法
規劃	設置實體空間來組織任務	擬訂詳盡說明的行動計畫
逃避		
抽離	參與不相干的實體活動	參與不相干的心理活動
分散自己注意	投入某嗜好或運動	看電影或閱讀
否認	迴避會觸景傷情的場所	壓抑與議題相關的想法
自責	工作過度	負面的自我對話
正向思考		

幽默	參與大笑瑜伽	看或聽喜劇表演
正向重新架構	參與能讓你想起自身力量與韌性的實體活動	用正向角度重新架構某情境
接受	練習深呼吸或放鬆技巧	練習正念冥想或接納訓練

第六步：在現實生活中練習與精進應對策略

當遇上使你進入各種神經系統狀態的情境時，實踐已預演過的應對策略，再監測回饋。觀察它們協助你駕馭每個狀態的成效如何，並做出任何必要的調整。經常重新檢視你的警醒度電梯地圖以及選定的應對策略。評估這些策略對你的幫助有多大，並視需要調整或另覓新策略。

打造安全依附以提升神經系統彈性

正如我在第四章討論過的，你的依附系統塑造出你的人生觀以及壓力反應。已有無數研究發現，安全依附、韌性和情緒調節之間有強烈連結。培養安全依附能促進調節神經系統的能力，因而在面臨壓力源的時候提升韌性和適應力。想像有個幼兒，與一個關懷備至、滿足其情感和生理需求的成人建立了強健連結。那孩子與這個成人在一起時感到安全，獲得探索內在和外在世界的支持和鼓勵。這是安全依附關係，它為孩子打造出良好運作的神經系統的基礎，使這孩子能夠應付人類生活必然伴隨的新體驗和壓力源。

安全依附關係就像一張安全網，在孩子內心創造出一股默默存在的安全感，且終其一生都不滅。這就像擁有一條能提供慰藉和安全感的隱形安全毯，即使當事人根本沒察覺到它。這種在背景運作的安全感和深層的安適感，協助他們感到更加強韌和自信：不論人生丟什麼難題出來，他們都應付得來。

正如同在第二階段「調節」中，你練習運用切入點來反覆感受到具體的安全感，安全依附型孩子的體內也會一再感受到具體的安全感。他們在整個童年會搭乘警醒度電梯上上下下幾十萬遍，最後始終能返回那種具體的安全感。生活中的壓力源會刺激他們進入黃色或紅色狀態，然而他們照護者的陪伴或安慰幫助他們又感到安全，讓孩子回到綠色狀態。反覆在這些狀態中來回，能訓練神經系統在不同警醒度之間靈活移動，最後總是能回到綠色。但如果你兒時沒受過這種訓練，或是你受的訓練缺乏某些元素，現在身為成人的你，仍然可以訓練神經系統獲得這樣的彈性。

訓練神經系統成為安全依附類型，就像要建造一棟堅固耐用的房屋。正如同房屋需要堅實的地基、強健的牆壁和可靠的屋頂才能保持穩定，安全依附也需要各種元素的綜合效果，才能共同創造出穩定而滋養的環境，讓情緒能成長。

依附的五個核心需求

我們來探討安全依附的五個核心需求，也就是「建築構造」。這些核心需求參考哈佛大學心理學家與依附關係專家丹尼爾・布朗（Daniel P. Brown）和大衛・艾略特（David Elliott）的著作《成年人的依附障礙》（*Attachment Disturbances in Adults*，暫譯）。

一、地基：安全和保護

房屋的地基確保穩定度和支撐力。在依附關係中，安全和保護是地基，為孩子提供安全感。父母和照護者藉由可靠、誠實以及尊重界線來提供安全，讓孩子在之後的其他關係中也能感到安全。

二、牆壁：關注理解

房屋的牆壁不只是提供結構和支撐，也界定了內部居住空間，以有意義的方式將不同房間連結起來。在依附關係中，關注理解有如牆壁，讓孩子感覺到照護者看到自己、理解自己及彼此連結。父母和照護者若是關注理解孩子的想法、感受和需求，便能發揮牆壁的作用，創造安全而支持的環境，鼓勵孩子發展強烈的自我意識和情感理解力，最終使他們有能力與他人建立有意義的關係。

三、屋頂：安撫和慰藉

屋頂提供庇護和保衛，創造出一個在暴風雨中也很舒適的安全空間。安撫和慰藉就像房屋的屋頂，父母和照護者提供安撫的觸碰、安心的保證和情感支持，幫助孩子在艱困時刻感覺好一些。照護者給予的安撫和慰藉，會教導孩子的神經系統在感到沮喪後如何回到綠色狀態。

四、窗戶：坦白表達的愉快

窗戶將光亮和溫暖迎入室內。坦白表達的愉快就像窗戶，指的是父母和照護者經常表現出對孩子的喜悅、愛和自豪。這有助於孩子發展強烈的自我肯定和自我意識相關的正向情緒。

五、花園：支持追求極致的自我發展

花園代表成長、美和個體性。花園象徵父母和照護者提供孩子的支持，以幫助他們發掘獨特的長才、發展出最優秀的自我。安全型的父母和照護者鼓勵探索，並頌揚孩子的特質，培養出強烈的自我認同。

給照護者的提醒：將目標設定為「夠好就好」，拋開完美思維

如果你在照護某個孩子，你就能體會要滿足他們安全依附的五個核心需求可能真的很難，尤其如果你還同時要應付其他人生難題。譬如說，若你同時要兼顧工作、家庭和自身的需求，可能很難提供孩子他們所需的所有情感支持。缺乏高品質醫療、教育、營養或是強而有力的社會支持網絡，也可能讓人無力滿足孩子的五種核心需求。

除此之外，你自身的長期壓力和嵌入式警報器可能讓你待在紅色或黃色狀態，而孩子需要你在綠色狀態才能幫助他們感覺安全或安心，這可能使他們無法感受到持續性的具體安全感和保護。這類挑

戰可能讓原本就很費力的工作，也就是建立牢固的照護者——孩子關係，以及培養情緒韌性，變得更加困難。不過，依附關係研究者指出，你不必做到盡善盡美也能養育出安全依附型孩子。你只要「夠好就好」。

「夠好就好」的教養概念最初是由兒科醫師和精神分析師唐諾．溫尼考特（Donald Winnicott）於一九五〇年代提出，在依附理論中廣受採用。近期一項研究則從依附的觀點，揭露給予「夠好」的照護究竟代表什麼意義。

嬰兒依附理論專家蘇珊．伍德豪斯（Susan S. Woodhouse）及其同僚則以多對母嬰為研究對象，研究發現，照護者需要「正確作答」，也就是適當回應嬰兒需求的機率，差不多達到百分之五十，就能對嬰兒的依附狀態產生正面影響。這項研究顯示，你有很多無法滿足孩子依附需求的犯錯空間，而仍然能給予孩子「夠好」的教養以培養安全依附關係。伍德豪斯以及其他嬰兒依附理論研究者強調，「夠好」的教養不需要特定作法，像是使用揹巾或親餵母乳。某些熱門的育兒法（例如「親密育兒法」）倡導十分具體的育嬰方式，不過就科學角度來看，使用這些具體作法與安全依附關係是不相關的。儘管這些作法可能對你家來說是好選項，根據研究結果，要養育出安全依附型孩子，重點在於嬰兒在探索世界時，必須感覺受到支持且不受干擾，而且當他們需要慰藉和保護時感覺不被排斥。

要成為良好照護者，你不必時時刻刻都做出完美的依附行為，只要惦記著盡可能常常滿足孩子需要的五種條件。孩子是極度敏感的，你有沒有心，他們都看在眼裡。若是事情未按照計畫走，你可以亡羊補牢，這就夠了。我們在第十章，也就是「五階段計畫」的「連結」階段，會再詳細討論修補裂痕的事。

你的依附關係：幼年依附關係如何影響神經系統

如果你聽過依附理論，可能也會聽過不同的依附類型或狀態——**安全型依附**、**排除型依附**、**過度專注型依附**、**混亂型或恐懼型依附**。大部分依附理論專家都認同，依附狀態不是截然劃分的類型，而更像是分布於連續光譜上。例如有兩個人可能都處於安全型依附狀態，但其中一人表現出更多的排除行為，另一個人則有更多的焦慮行為。正如同本書其他自我評估項目，確認你的依附狀態可能是更加了解自己的實用工具，但別讓它成為局限你的標籤。你絕不僅止於任何標籤。

安全型依附

擁有安全型依附關係的成人，通常五種核心依附需求都已獲得相當程度的滿足，能在親密與獨立之間保持健康的平衡，因而妥善應付壓力。他們對表達情緒感到自在，既依賴他人的支持，也會花時間獨處。即使面臨生活中無可避免的難關和心碎事件，他們原本就伴隨著深層的安適感，而那幫助他們有彈性地在不同警醒度之間移動。概括而言，安全型依附的成人能夠：

- 面臨私人問題或工作期限時，能在尋求他人的支持與幫助以及自立自強之間，取得有效平衡。
- 在難熬的時刻坦率地與所愛之人分享內心感受和想法，促進良好溝通和支持網路。
- 在有需要時，充滿自信地向他人求助並接受，同時也不會忽視自身的長處和能力。

- 享受利用獨處時間充電和省思，使用自我照護的活動培養韌性和維持安適。
- 能駕馭人生中的挑戰，例如失業或分手；在感受到所有自然浮現的難熬和痛苦情緒時，仍維持穩定伴隨的安好感——同時借助內在資源和他人支持。
- 在人際關係中設下健康的界線，容許個人空間與外在連結之間有良好平衡的依存關係。
- 在戀愛關係中，信任並效忠伴侶，而又不展現太強的占有欲，健康地拿捏依賴和獨立間的平衡點。
- 把握個人成長以及學習的機會，藉此適應新情境和應付變化，需要時尋求支援。
- 發生衝突時冷靜地就事論事，在了解他人角度又維護自身需求的前提下，努力尋求解決之道。
- 對他人展現同理心和理解力，提供支持和鼓勵的同時，也重視自己的安好和自立能力。

排除型依附

排除型依附有時也稱為逃避型依附，這類人往往會在人際關係中保持距離，也可能排拒親密。他們的身體在兒時學會減少對情感連結以及親近他人的需求感，反而透過轉移注意或是壓抑負面情緒尋求安慰。譬如說，在學校度過難熬的一天後，他們可能更想獨自騎腳踏車或關在房間畫畫幾小時，而不是向家人或朋友訴苦，因為對他們來說，一個人玩耍往往比向照護者談論自己的負面情緒，要感覺更舒心或更安全。雖然一個人玩耍並沒有真的滿足他們的情緒需求，但確實提供了暫時緩解的感受。他們也能因此感到在這狀況中擁有主導權。

整體而言，他們的照護者可能特別鼓勵他們獨立，並擅長滿足「支持追求極致的自我發展」這項核心依附需求。然而，他們的照護者通常不怎麼關注理解這些孩子的需求和感受，可能疏於給予足夠的安撫和慰藉，尤其是在他們產生負面情緒或面臨壓力時，因此他們的神經系統學會用壓抑負面情緒來脫離紅色狀態，而不是安撫負面情緒、轉為正面情緒。

長大成人後，他們往往與自己的內在經驗特別疏離，發現自己處於跟對方若即若離的關係，才是最自在的狀態。他們經常將父母或伴侶等所愛之人理想化，下意識地忽略對方的缺點，避免感到難過或失望。在高壓情境下，他們的應對之道可能是炫耀自己的獨立，試圖用「專心解決問題」逃離痛苦，不然就是徹底投入某個能斷絕連結需求的活動。以下試舉幾個例子：

- 變成工作狂；對事業或生意走火入魔。
- 過度沉溺於學術目標或研究工作。
- 管控孩子生活的所有細節，從規劃課外活動到處理學校的所有事務，卻不尋求外援或分工合作，而把自己累垮。
- 過度運動或從事極限運動直到瀕臨虛脫。
- 不間斷地旅行，或是著魔般地探索新景點。
- 強迫式地學習新才藝，或是培養一大堆嗜好。
- 過度投入志工或社區服務，沒留時間給自己。
- 過度積極建立人脈或是參加社交活動，以致於忽略更深層的個人關係。

- 將所有空閒時間都奉獻給藝術性或創造性計畫，因而排擠了生活的其他層面。

一過度專注型依附一

過度專注型依附又稱為焦慮型依附，此類人經常難以肯定自己，也可能覺得低人一等。他們的神經系統在兒時學會增強負面情緒，以博得需要的關注、安全感和照護者的安撫。在五種核心需求之中，通常他們最匱乏的是「坦白表達的愉快」和「支持追求極致的自我發展」。他們確實能得到一些關注理解和安撫，卻並不穩定可靠。

長大成人之後，他們的神經系統可能增強焦慮或憤怒感受，做為依附需求得不到滿足的回應。在人際關係中，他們因為擔心被拋棄，會向他人索求額外的擔保，且覺得獨處很難熬。他們經常下意識地對所愛之人得理不饒人，想到父母或固定伴侶未能滿足自己的需求，就心懷強烈的怒氣或受傷感。

在高壓情境時，他們的應對方式可能是用一些策略把他人綁在身邊，例如變得對他人過度依賴，將他人也捲進自己的情緒世界。以下就過度專注型依附的高功能成人舉例，說明他們在職場或與親友的關係上可能發生的情況：

- 隨時都向同事、上司、朋友、家人或伴侶索求讚美、認可或保證。
- 過度依賴他人提供情感支持、做決定或幫忙，即使並非必要。
- 對受到拒絕極度敏感，將批評視為人身攻擊，也很難接受他人有建設性的回饋。
- 為了產生共鳴、博取同情或快速建立強力連結，而與他人過度分享私人事務或情感。

- 即使某段關係並不健康或無益，也會抓著不放，包括朋友和伴侶，因為他們特別害怕獨處。
- 頻繁確認所愛之人或同事的狀況，擔心受到冷落、被遺忘或拋棄。
- 當連結需求未滿足時會極度焦慮或憤怒，導致過度反應並加劇衝突。
- 很難設定界線，會過度涉入家人、朋友或同事的煩惱與幸福。
- 為了維持親近關係而主動提供幫助與支持，即使對方並不需要。
- 過度投入社交活動和個人義務，以避免感到孤單，即使他們自己其實需要休息。
- 對他人的戀愛關係、友誼或人脈感到嫉妒或有威脅性。
- 很難將工作分出去，擔心同事不願意支援，或覺得他們能力不足。

混亂型或恐懼型依附

有些人在人生初期便遭遇特別難熬的依附體驗，其依附系統就不是俐落地以某一特定策略為主，而是由過度專注型和排除型依附策略混合而成的模樣。他們的神經系統可能在過度專注型策略和排除型策略這兩種相反的依附策略間波動。當過度專注型策略受到啟動，這類人會過度聚焦於自己的苦惱上，可能變得焦慮或煩亂，直到獲得撫慰或關注。當排除型策略受到啟動，他們會壓抑或忽視苦惱作為應對之道，通常也會推開親近之人。

這種矛盾有時很可怕且令人痛苦，使那個混亂的當事人感覺無力而迷失，既沒有明確目標，也缺乏穩固的自我意識。兒時階段的他們，五種核心需求或許未受到滿足或只有部分滿足，但最重要的是，他們的照護者並未滿足安全和保護的首要核心需求，導致他們在照護者身邊經常缺乏安全感。他們和所有人一樣渴望愛與歸屬，卻懷著極度的恐懼擔心被他人傷害或拒絕。這可能以數種方式呈現，包括：

- 難以建立認同感和目標感，導致無效感和無力感。
- 人際關係擁有所謂「穩定的不穩定模式」特徵，使他們很難維持長久而健康的關係。
- 在尋求他人的保證與認可，以及擔心被拒絕和被拋棄而推開別人之間搖擺不定。
- 在社交場合中，很難在交誼與保持情緒界線之間取得平衡。
- 在衝突中，若不是表現出極度激烈的情緒，就是抽離或拒絕溝通，導致很難找出解決辦法。
- 在職場或私人關係方面，很難前後一致並清楚明白地表達需求或情感。
- 有強烈的不安全感和恐懼感，可能驅使他們在人際關係中過度謹慎或防備。
- 在承受壓力的時候，搖擺於重度依賴他人以及試圖獨力解決之間，很難找到健康的平衡點。

成年後的安全依附訓練

你的依附狀態並不是從此固定且無法改變，它其實是分布在一道光譜上，而不論你落在哪個位置，你總是能朝療癒的方向努力，變得更加安全。打造更高的安全感有助於更良好地管理情緒，也能變得更有韌性，同時與他人建立更深層的連結。雖然與伴侶維持穩定關係對這個過程有幫助，這卻是可遇不可求的，也可能雙方的依附問題都會構成挑戰。

有許多治療方式都能協助訓練深受壓力、焦慮和耗弱之苦的成年人，轉為安全依附狀態。其中一種非常有效的方式是由精神療法研究者及臨床醫師丹尼爾・布朗和大衛・艾略特提出的「理想家長形象法」（Ideal Parent Figure，簡稱IPF）。這方法很神奇，你在現實生活中未必要有不同的經驗，就能改變自己的依附狀態。你可以運用想像力訓練神經系統，以更安全和有彈性的方式管理情緒以及對關係的期待。

IPF法運用幻想中的照護者所提供的安全依附經驗設想畫面，來改變你的依附狀態。若要進行IPF法，通常必須每週見一次IPF諮商師，共計六個月至兩年後由不安全狀態轉換到安全狀態。然而，即使你想像自己的依附需求全都獲得滿足的能力是**少量遞增**的，它對你的神經系統彈性也能發揮很大的助益。

心理學家費德瑞可・帕拉（Federico Parra）及其同僚所作的一項研究指出，複雜性創傷後壓力症候群的症狀，在使用IPF法僅僅五週後即大幅減輕，即使那些患者的依附分類並未由不安全轉為安全。

依附安全正如同神經系統調節，不僅是一種心智鍛鍊。它需要動用你的心智和身體。你無法只憑空想就訓練出安全依附；你還得運用內感覺覺察或是內在感知來訓練神經系統變得更安全。IPF法要你想像在不同情境下，你的五種核心需求都一再獲得滿足，因而會產生怎樣的具體感受，藉此達到目標。例如你不只是想像理想父母會對你說什麼來表達愉悅；你要想像自己是孩子，並身歷其境地想像，當你的理想父母看著真實的你，不需要你有任何改變，雙眼便綻放喜悅的光采，那時的你在生理上會有什麼感受。

小練習

培養安全依附的意識

儘管IPF法需要受過專業訓練的諮商師來進行，本練習汲取該治療法的若干元素，開始將安全依附的一些特質導入你的神經系統。進行本練習時，最好處於平靜放鬆的狀態。

小提醒：練習時如果有難以負荷的知覺或情緒出現，隨時可以暫停，運用「調節」階段提到的切入點回到具體的安全感。在過程中將自己的安全放在優先地位是最重要的。如果覺得獨自處理這些感受太困難，可考慮尋求對IPF法有經驗的諮商師幫助。

1. 找個不會被打擾的時間和安靜地點。將日記本或筆記本和一枝筆備好在手邊。
2. 做幾下深呼吸——用鼻子吸氣、嘴巴吐氣。讓身體沉靜下來，腦袋清除雜念。
3. 首先，釐清你需要由家長形象身上得到什麼，例如感覺被看見、被聽見、被看重、安全、無條件的愛、做自己的自由、獲得支持追夢，或是有歸屬感和感覺被在乎。省思兒時的你與成年的你各有什麼需求，將它們寫下來。
4. 一旦清楚了解你需要由家長形象身上得到什麼，就想像理想家長形象——而不是你真實的父母。有了想像力的幫助，便能創造新的可能。不要回想你由真實父母身上得到或沒得到什麼，而是聚焦在將你目前的需求以及如何滿足它們，內化為新的一套劇本。
即使你現實生活中的父母或照護者「夠好」，且已盡力而為，但他們畢竟是普通人，大概無法時時刻刻都滿足你每一個依附需求。你可以想像出每次都恰到好處地滿足你所有獨特依附需求的理想父母，藉此訓練你的神經系統。

5. 將你心目中的理想家長形象畫成圖像。你要關注的首要焦點是與他們相處會是什麼**感覺**。你可以在腦海想像他們的模樣、畫出來，或是寫在日記本，幫助自己更鮮明地想像與他們相處的感覺。你可以問自己：
   - 這些形象長什麼樣子？
   - 他們散發怎樣的能量？
   - 他們的嗓音如何？
   - 他們的價值觀和信念為何？
   - 他們讓你產生什麼感覺？
   - 他們滿足你的需求使你的身體有什麼具體感受？
6. 一旦能清楚看見你的理想家長形象，想像他們與仍是孩子的你互動，並且滿足你的依附需求。設想他們在不同情境下如何回應你，以及如何提供你需要的愛、支持和安全感。回到第三步，針對你列出理想家長以恰到好處的方式所滿足的需求，每一項都為其設想對應的情境。你可以反覆修改情境，直到感覺正好適合你。將這些互動寫在日記本。
7. 每天或每週花一點時間，想像和記錄你的理想家長形象。日積月累之下，這些新的圖像和體驗能協助你重新訓練神經系統，讓它以愈來愈強的安全依附管理情緒、壓力以及與他人的連結。

敏銳直覺，緩和焦慮

直覺經常被視為一股神祕力量，其實它來自強大的內感覺覺察，或該說是你看出身體內在訊號的能力，包括心跳、呼吸和其他內在知覺等等。直覺對於度過生活中的關卡以及調節神經系統有極大的幫助，它是你內心的聲音，或說「莫名的預感」，幫助你知道自己要什麼、什麼選擇最適合你，以及什麼時候感覺有事情不對勁。藉由強化直覺，你能因為做出更好的決定而增進調節能力、心情平靜、自信，以及與周遭世界有更強的連結感。

要強化直覺，你需要努力的方向是留意身體的訊號，並正確理解它們的意義。要更加留意這類訊號，你該更常關注身體內部知覺，例如呼吸模式或心率的變化。至於正確理解這些訊號，你要對照體內的感覺以及周遭發生的狀況。假設注意到自己心臟狂跳，判斷一下是否從室內變得嘈雜時開始的。用這種方式更能好好釐清環境中什麼因素，會觸發身體的什麼反應。

結合對身體內部運作（內感覺）的覺察以及對周遭世界（外感覺）的觀察，你就有了很有效的方式來釐清神經系統在各種情境下會出現什麼反應。更重要的是，你能藉此看出那些反應對你的助益有多大。身體內部覺察和外在世界觀點的這種融合，對於監測回饋特別有價值。

在本章稍早介紹的打造韌性態度的三個步驟中，監測回饋是很重要的一部分。它追蹤你如何回應各種情境以及回應能發揮多大功效，讓你能更有效地應付高挑戰性情境。這賦予你在必要時調整反應、做出改變的能力。隨著你更加了解自己的壓力反應以及它們與外在條件的對應關係，便可以開始更加信任自己的直覺。強化後的直覺能使你更有效地駕馭生活中的挑戰。

是直覺還是焦慮？

任何人都能培養更廣泛、更準確的內感覺覺察力，以獲得更強的直覺，但假如你的神經系統極為敏感，你的直覺理解力很可能也高人一等，因為你的神經系統天生就比敏感度較低的人接收和處理更多資訊。然而，若你的神經系統失調了，那個直覺的聲音可能被壓力造成的焦慮念頭和身體症狀給蓋過。

要分辨直覺的聲音和焦慮的聲音可能很困難。在考慮是否接受新工作、搬家、交往對象或是與朋友見面時，你可能很難判斷自己的直覺是要或不要，因為你的感覺可能來自焦慮，也可能源自直覺。

近期針對內感覺的一項研究顯示，訓練內感覺覺察力（例如藉由注意自己的心率變化）可以大幅減輕焦慮。當某人的內感覺很弱，往往不擅長感應自己體內發生什麼狀況，或是將狀況對應到當下體驗的其他層面，這可能使他們很難理解和調節自己的感受。他們或許無法將生理知覺（例如狂跳的心）與情緒（例如害怕）串連在一起。既然無法作這種連結，自然很難管理情緒和感受。

想像當你在工作時，上司交辦你一項困難任務，而且期限很短。你著手進行時，開始浮現自我懷疑和焦慮念頭，腦中的這些想法不停打轉：「我不夠厲害。」「我沒把握能及時完成。」「萬一我失敗怎麼辦？」與其陷入這種鬼打牆，你不妨由狗腦袋切換到獅腦袋，有意識地決定關注你的生理知覺，並啟動內感覺。你察覺自己呼吸很淺，肩膀緊繃，注意到心臟狂跳，手心冒汗，腸胃翻攪。這是你的內感覺在運作，確保你察覺到體內正出現的壓力反應。

不過你非但沒有迷失在這些內部知覺中，反而認知到將內感覺覺察與外在環境相連的重要。你花了一點時間觀察環境，思考它們可能如何導致你的壓力。你意識到辦公空間很雜亂，附近同事的說話聲很吵。對這些外在因子有所認知，讓你能夠處理在你管控範圍內的壓力源。你整理工作空間，戴上降噪耳機，提醒自己有哪些資源和支援可取用，例如熱心的組員和過去克服類似挑戰的經驗。採取這些行動之後，你再觀察身體的反應。呼吸會變得更深層、更放鬆，肩膀鬆弛，全身的緊繃感都消散了。有股溫暖放鬆的感覺在擴散，你的心智在舒緩的狀態中安頓下來，準備好對付挑戰。對身體反應的覺察完成了回饋迴圈，證實你因應情況而採取的行動是有效的。以這種方式融合內感覺和外感覺，讓你能同時辨認和處理內在壓力反應，以及造成或減輕壓力反應的外在情境。

體驗到這些正向改變，不只能幫助你感到更加有效的調節，也會教導神經系統，能夠幫助它感到安全和舒緩。神經系統將會學到，你對外在環境有正向影響力。這種握有主動權的感覺能促進韌性，讓你有本錢充滿自信地對付未來的挑戰。

截至目前為止的前三階段，由建立潛結構到支持神經系統調節，主要焦點都擺在「神經系統健康四大梁柱」的心智和身體梁柱。正如同在幫助他人之前要先戴上自己的氧氣面罩一樣，在調節神經系統之旅上，先聚焦在自己的心智和身體上是必要的，再來才要將他人神經系統的複雜因素納入考量。不過，別將焦點完全局限在自己的神經系統上，這點也非常重要。一旦你的神經系統變得更穩定，與身邊的人和世界建立深度連結，能進一步增強你的調節能力，且成為豐富的意義感泉源。在下一章，第四階段「連結」中，你會學到如何將神經系統調節，融入與他人、自然、美和目標的連結中。

小練習

深化你的內感覺覺察

心跳覺察

這項練習旨在藉由提升你的覺察力，留意到不同強度的生理活動會使心跳有什麼變化，進而改善你的內感覺。在整個練習過程中，要記錄每個強度的活動對應到的心跳變化。

1. 找個安靜而舒適的場所進行這項練習。
2. 在休息狀態下，找出手腕或頸部的脈搏位置，專注於心跳持續三十秒。
3. 進行三十秒低強度生理活動，例如慢走或輕度伸展。
4. 活動結束後，再次找到脈搏位置，觀察心跳三十秒。
5. 進行一分鐘中強度生理活動，例如快走或輕度慢跑。
6. 再次找到脈搏位置，觀察心跳三十秒。
7. 最後，進行兩分鐘高強度生理活動，例如跑步、開合跳或是波比跳。
8. 找到脈搏位置，觀察心跳三十秒。
9. 經常重複這項練習以增進內感覺覺察，以及更了解你的身體如何回應各種活動。

呼吸覺察

這項練習旨在藉由提升你的覺察力，留意到不同強度的生理活動會使呼吸有什麼變化，進而改善你的內感覺。在整個練習過程中，要記錄每個強度的活動所對應到的呼吸變化，包括呼吸的節奏、深淺以及其他任何知覺。

1. 找個安靜而舒適的場所進行這項練習。
2. 在休息狀態下，閉上雙眼專注於呼吸，持續三十秒。注意呼吸的節奏、深淺以及其他任何相關知覺。
3. 進行三十秒低強度生理活動，例如慢走或輕度伸展。
4. 活動結束後，閉上雙眼觀察呼吸三十秒。
5. 進行一分鐘中強度生理活動，例如快走或輕度慢跑。
6. 活動結束後，閉上雙眼觀察呼吸三十秒。
7. 最後，進行兩分鐘高強度生理活動，例如跑步、開合跳或是波比跳。
8. 活動結束後，閉上雙眼觀察呼吸三十秒。
9. 經常重複這項練習以增進內感覺覺察，以及更了解你的身體如何回應各種活動。

結合內感覺和外感覺

這項練習幫助你發展在內感覺與外感覺之間切換的能力——內感覺聚焦於內部的身體知覺，外感覺聚焦於外在環境。結合這兩種覺察力，能改善你的決策、調節以及整體健康。

第一部分：內感覺覺察

1. 找個可以舒適地坐個幾分鐘而不受打擾的安靜地方。
2. 閉上雙眼，用鼻子深深吸氣，讓肺部充滿空氣。
3. 用嘴巴吐氣，同時將注意力導向內部，專注於身體內的知覺。
4. 由頭頂開始往下，緩緩掃描全身，留意任何知覺。參考知覺表（見第八章「辨識內感覺」第一八四頁），試著在每個身體部位各辨識出三到五種知覺。
5. 你察覺這些知覺時，只要單純地認知就好，不要加以批判或解讀。只要觀察該知覺並為它命名，接著便移往下一個身體部位。
6. 掃描身體時慢慢來，試著活在當下，聚焦於你感受到的知覺。若你的心思開始亂飄，只要將注意力帶回身體上，繼續掃描。
7. 掃描完全身之後，再幾次深呼吸，然後慢慢睜開眼睛。

第二部分：外感覺覺察

1. 眼睛保持睜開，在外在環境中找一個聚焦點，例如燭焰、植物或是牆上的畫。
2. 讓目光停留在那個物體上，並開始擴大覺察範圍，納入周遭環境的聲音、氣味和知覺。
3. 深吸一口氣，留意空氣中任何氣味或香氛。你發現了什麼氣味？

4. 繼續擴大覺察範圍，納入周圍的聲響。你聽見什麼？你能辨識出特定聲音嗎？
5. 最後，將焦點移向當你接收這些外部提示時，身體內部浮現的生理知覺。你是感到緊繃或放鬆呢？暖意或寒意嗎？
6. 容許自己活在當下、覺察外部環境，同時仍與身體內部的知覺連結。
7. 再做幾次深呼吸，然後將注意力緩緩移回日常活動。

在內感覺覺察與外感覺覺察間交替，你等於是練習活在當下，並且與內外環境同時保有連結的能力。這項練習能幫助你培養更精細的身體和環境覺察力，進而改善調節情緒的能力，能做出符合需求和價值觀的決定。

第 10 章

第四階段：連結——修復關係與培養親族連結

把療癒之旅想像成一棵樹。在第一階段「覺察」中，學會辨識支持你成長的雨水和陽光。在第二階段「調節」中，你學會長出個別的葉片。在第三階段「修復」中，開始長出樹根來穩固基礎，因此即使暴風雨來襲，仍能夠穩固地與地面相連。

本階段，也就是第四階段「連結」，則如同打造一張樹根網絡，要與森林中其他樹木連結起來。樹木或許狀似各自獨立，不過其實與四周的整個生態系有深層交織的關係，那有助於生存。事實上，許多樹種的根系都直接互相連結。若是某棵樹狀況不太好，其他樹會透過自己的根系將養分輸送給它。與此類似，在療癒之旅的這個階段，要學習將自己的根與其他樹連結，那會帶來更深度的神經系統調節意識，以及愈發強烈的信任感——不光是信任自己，也是信任整個人生發展——以及愈來愈強烈的意義感和使命感。

從結構到修復，這趟旅程走到這裡，主要都聚焦在「神經系統健康四大梁柱」的前兩根梁柱——心智和身體。本章我們要將注意力轉向第三根梁柱「連結」。在這個階段，你或許會察覺自己愈來愈懂得感謝他人在你生命中發揮的重要功能，以及自己有多少能夠回饋的力量。你打造出一棵枝繁葉茂、根系網絡堅強的大樹，因而獲得的養分愈多，你也就擁有愈多量能供應療癒性的養分給其他人，而不致於逾越界線或是不自量力。

儘管每個人都需要連結，在特定時刻你所需要的連結類型，可能與其他人不同。同樣地，怎麼做才能使你感到與周遭的人和世界建立連結和互相支持，也因人而異。

在本階段，我要強調四種建立連結的途徑：一、更崇高的目標；二、其他人；三、自然界；四、美或是創造力。它們都是神經系統要充分融入生活的基本條件，不過你可能會發現對於此刻的你而言，只有其中一到數項比較相關——這也無妨。只要聚焦在現在有共鳴的項目上就好，等你感覺受到其他項目的召喚，再回頭處理它們。

在本階段，「與他人共享」比起前三階段要來得更重要。對某些人來說，在特定空間建立連結要比其他空間來得容易。許多人都覺得在網路空間或是輔導團體練習建立連結比較簡單，換成親密關係對象或是家人則困難得多。

無論你屬於什麼情況，只要你夠勇敢，我都鼓勵你和理解你在進行什麼旅程的對象建立連結。找你所愛之人、實體聚會的團體或是網路社團，每週至少花五到十分鐘更新你的旅程進度，以及聽聽別人的情況。隨時歡迎你加入「治癒你的神經系統」網路社團，與想法相似的人建立連結，尤其是如果你目前的生活圈或當地社群找不到能與你建立這類連結的對象。

培養親族關係

想像落入靜止池塘的一顆水滴，擁有怎樣的力量。它所創造的漣漪會迴蕩，影響整池水的每個區域，將靜止狀態轉化為動態與能量的共舞。與此相同，我們的生活與周遭的人群和世界深層相連。我們的身體狀態、想法和情緒有力量創造無遠弗屆的漣漪，影響更廣闊的世間。

靈性導師釋一行（Thích Nhất Hạnh）被譽為現代正念之父，他將這種互相連結的狀態稱為「相即」（interbeing），強調它在促進我們內心與世間的健全、安詳、和諧發揮多麼重要的作用。我們與彼此以及環境之間形成的聯繫，一向都是一股重要的支持力量，讓我們能在壓力之下生存茁壯，並適應千變萬化的情境。

互相連結並不只是哲學或靈性概念，而是我們生物構造中的基本層面。我們對連結的生物需求是刻在DNA之中的，歷經世世代代的傳承，塑造了我們的本能、行為，甚至還有生物化學。

在旅程的這個階段，你的任務是強化聯繫、修復破裂的關係，以及與周遭世界培養親族關係。正如同池塘裡的漣漪會轉化池水，你為了調節神經系統而做的個人努力也會與周遭世界共鳴。就像磁鐵會將金屬拉向它，你為了調節神經系統而執行的工作也會有股拉力。它會發揮漣漪效應。你會發現，做出的正向改變不只對你有益，也會擴及你周遭的人。而這些影響力漣漪不會就此打住：它們會擴散，在過程中觸及更多生命。

親族關係不只是包含與他人及周遭世界共有的連結，也包含互惠的概念——互相遷就、有捨有得，才能維持這些關係並讓它們充滿活力。當你懷著互惠的精神建立連結，你會明白自己的行為以及互動時展現的態度，可能對他人產生重大影響，正如同他們也會反過來影響你。這種綿延不斷的能量與支援交換，就構成了真實的親族關係與互相連結的基礎。

與目標的連結

建立強健連結並培養親族關係重要關鍵之一，是與人生的目標產生連結。正向心理學領域的重要研究者羅伯．艾曼斯（Robert Emmons），在其著作《終極議題心理學》（*The Psychology of Ultimate Concerns*）中提供了寶貴的洞見，說明「目標」對於身心健康有重大影響。根據艾曼斯的說法，你在一生中可能會有各種個人目標與志向，而且往往互相牴觸，造成內心衝突並削弱整體的人生滿意度。艾曼斯介紹了「終極議題」的概念，是更高層次的目標，能引導你的人生並提供強烈的目標感和明晰感。你只要聚焦在終極議題上，應該就能減少矛盾的感受，並享有更強烈的滿足感。

培養終極議題開拓你的視野，能納入你所有具體的行動方針和目標。這樣的視野能給你的幫助是，讓你以更高層次的目標感為中心來組織其他小目標，在面臨壓力時增進你的韌性，並深化你人生中的目的感。

發展終極議題並不等於做出激烈的人生變化；它其實是認明你的核心價值觀，並將其融入日常生活。使你的個人目標與終極議題趨於一致，能讓你在下決定時反映出價值觀和優先順位。此外，有大量研究顯示，與人生目標有所連結能改善身心健康。聚焦於終極議題後，你不只是強化了健康，也創造出更有意義的人際關係，與他人培養出更強烈的親族意識。

務實看待目的：觀點轉移

布朗妮．維爾（Bronnie Ware）是專精於臨終照護的護理師，她在其著作《和自己說好，生命裡只留下不後悔的選擇》（*The Top Five Regrets of the Dying*）中，分享了她在陪伴臨終患者談話時，經常聽聞的遺憾和後悔。這些一再出現的主題，包括為滿足他人而非自己的期望而活、工作過度而犧牲與所愛之人共度的美好時光、未充分表達情感、與朋友失去連結，以及未容許自己更快樂一點。

正如同維爾所照護的那些人，我們太常被日常瑣事給淹沒，而看不清真正重要的事物。不過我們不需要等到生命將盡，才重新聚焦於關鍵優先事項。你現在就能認明對你真正重要的事並將它擺在優先地位，藉此與人生目標建立更深的連結，不虛度任何一天。有一項練習能幫助你記得最重要的事並與它們保持連結，那就是佛教的「念死」（maraṇasati，又譯「死隨念」），要冥想死亡隨時可能降臨的概念。

認知到自己壽命有限這件事可能很難，因為人的心智往往防止你有這份覺察。然而，更坦然接受死亡的概念，你和人生的關係可能因此產生深遠的影響。發展這份覺察有助於你時時記得自己的核心目標，懂得悅納當下，以及用更認真且投入的態度過每一天。思考死亡，能讓你的目標和行為更清晰，確保它們和你的價值觀一致。這份覺察驅使你懷抱著超越當前自利的目標而活，已有研究顯示，這能對長期幸福帶來正向影響。

小練習

寫作練習：揭露你的核心目標

首先，找一個不受干擾的靜謐地點。由下列的四項提示中，選一項你有共鳴的。將定時器設定為十到十五分鐘——這是你的指定寫作時間。

接著運用你選擇的提示做為起點，打開日誌開始寫，任由你的思緒恣意化作紙上的文字。在整個指定時間內，保持筆尖移動，即使你覺得沒靈感了或是不確定該寫什麼，依舊要繼續寫。如果你無法順暢寫下去，你要寫幾遍「我不知道」都完全沒關係——只要寫就對了。目標是保持綿延不絕的寫字動作，這能幫助你跨越任何內心的路障，讓更深層的洞見浮現。

提示一：辨識你的核心目標

在日誌中用一兩個句子，描述驅動你的行為和賦予你生活意義的主要價值觀或信念。是什麼讓你的行動有了最深層的意義呢？答案可能是靈性的信仰、幫助他人的渴望，或是截然不同的事物。

提示二：將點連成線

思考對你而言最重要的那些時刻和活動，寫出下你的核心目標在這些體驗中如何顯現。尋找那根共通的線，它將這些時刻與你的中心指導原則串連在一起。

提示三：想像將你的指導原則化作行動

描述一個特定情境，在該情境下，你在做某件事的時候會分外清楚地意識到自己的核心目標。這樣的意識如何影響你的體驗？它讓你產生什麼感受？你覺得為什麼會如此？

提示四：將你的指導原則應用在日常生活中

思考在進行日常活動時，能如何時時謹記自己的中心指導原則。寫下這樣的覺察可能如何影響你生活各個層面的存在意識、投入程度以及滿足感。

小練習

簡易「念死」練習：思考壽命有限

在開始前，先確保你身在安全的環境，並運用直覺確認自己是否已準備好進行這種有潛在風險的練習。要練習向直覺確認，你可以由狗腦袋切換成獅腦袋，再留意你的內感覺知覺，尤其是心臟和腸道方面。表明你已準備好可以進行這項練習的徵兆，包括感覺平靜、興奮、好奇或是受到挑戰。在省思自己壽命有限之前，略感慌張不安是很正常的，不過若是感到強烈的焦慮、驚慌或憤怒，這些徵兆表示你還沒準備好進行這項練習。先擱置這項練習，以後再回頭來進行，是完全沒問題的。如果在過程中開始感受到強烈焦慮，就暫停下來休息，晚點再繼續。

1. **找個舒適空間**。選個感到安全的場所，例如家中，並考慮讓所愛之人待在附近提供支持。
2. **針對不同時間框架設想，並在你的日記本或是本頁填完下列句子**：
   - 如果我還剩一年可活，我要＿＿＿＿＿＿。
   - 如果我還剩一個月可活，我要＿＿＿＿＿＿。
   - 如果我還剩一星期可活，我要＿＿＿＿＿＿。
3. **與你的身體對話**。你在進行這項練習的同時，要觀察浮現出來的任何生理知覺。注意到這些知覺並用溫柔的態度撫慰自己。如果焦慮或其他負面感受浮現了，就休息一下。
4. **審視你的答覆**。等你完成練習後，將答覆讀一遍，並思考：
   - 隨著剩餘的日子減少，你的優先事項和活動如何變化？
   - 在不同時間長度下，有什麼對你而言是始終一樣重要的？
   - 你現在的日常生活中，有什麼事似乎是不值得做的？
5. **放鬆並分享**。花點時間放鬆，如果你覺得自在，就將想法和體驗分享給他人。記住，這項練習的目的是訓練你的心智，溫柔擁抱壽命有限的意識。永遠都要把你的安好擺在第一位，以自我疼惜的態度做這項練習。

與他人連結

你已費了很大的工夫去解除身體層次的警報器、創造安全感以及恢復神經系統的彈性，現階段正適合以新的目光與更健康的視角來看待你的人際關係。當你的自我覺察力提升、調節狀態更為良好，人際關係出現一些變化是很正常的。你能夠在更加理解自己的需求之後，選擇要花多少力氣經營現有的關係，以及何時該尋覓符合你全新思考模式和全新感受的新關係。多關注自己的身體和情緒，有助於釐清哪些關係能提供你需要的支持和愛。

你的身體狀態是評估人際關係的強大工具。它能引導你建立滿足調節和愛的需求的連結——並遠離不能滿足這些需求的連結。仔細聆聽自己的身體，觀察自己在他人身邊有什麼感受，你就能辨別每段關係所能提供的安全感和支持到什麼程度。如果你能理解和仰賴自己身體的反應和神經系統提示，就能選擇和那些能與你互相調節的人相處。這對關係中雙方的韌性和調節狀態都有好處。要達到這個效果，最重要的是學習與練習培養讓你感到安全的連結。然而，在過程中可能面臨許多挑戰。在下一小節，我會討論要達到安全且支持的連結經常遭遇的困難，以及該如何克服。

由同理到同情

如果你的敏感度較高，往往會擁有理解或體會他人經歷的獨特能力。這個世界需要如你一般能關懷他人又具有同理心的人。然而，對他人感同身受也可能帶來一大堆困擾。不斷體驗到他人的情緒，可能對你的神經系統造成長久性的耗損。你不但能感受到他人的正向情緒，也能接收到負面情緒，那可能影響你的健康。你甚至可能難以分辨哪些情緒是你自己的、哪些是別人的。這可能導致情緒失調、焦慮，以及區分自己和他人情緒狀態的障礙。你敏感的神經系統可能經常處於超警醒狀態，會持續掃描環境尋找他人情緒狀態和神經系統狀態的線索。

同理是與生俱來的能力，能連結和感受他人情緒，不論那些情緒會令你安心或煩亂。同理是一種關鍵技能，在與他人連結上有著重要地位。然而，當別人的苦難讓你難以負荷，你可能承受「同理過勞」、「同理失靈」或「同情疲乏」，這些詞語強調當你經歷了研究者所謂的「同理苦惱」（empathic distress）時，會有什麼結果。如果你發現自己出現情緒耗弱和情緒耗竭的徵兆，或是漠然、憤世嫉俗和疏離的跡象，你就會覺得需要退縮，以保護自己不受那些負面情緒傷害。練習由同理苦惱轉換為同情的技巧，也就是他人在受苦時，你對他們的感受是愛與關懷，而非陪他們一起受苦，這對你有很大的幫助。

同情是能夠劃出一個安全空間來接住他人的情緒，同時讓他人感受到溫暖、關切和關懷。當你抱持同情心，你會不希望別人受苦，而有動力去改善他們的狀態。研究者將同理心描述為一種與自我相關的情緒，同情心則不同，它與他人相關，且代表性感受是愛和仁慈等。培養同情心對於擁有健康、連結正常、調節良好的神經系統極為重要，尤其是高敏感人。

「同情」可以用一個過程來定義，此過程由五大元素組成，它們與自我同情以同情他人都有關：

一、認知到別人正在受苦。

二、坦然接受每個人都會受苦的事實——即使是最幸運的人，仍躲不過生老病死。
三、感覺能夠體會受苦之人的處境。
四、面對他們的苦難時保持開放心態，即使他們正體驗憤怒或恐懼等極端不舒服的感受。
五、感覺積極主動，一有機會就要設法緩解他人的苦難。

研究顯示，即使面前他人的痛苦，你也能訓練大腦培養同情心。只要進行幾天的同情心訓練，就能增加正向感受和腦部活動。這種訓練不只是促進你和他人的連結，也能觸發喜悅和成就感，且能強化韌性，幫助你更善於應付壓力。你為了調節神經系統而已經下的所有工夫，也有助於將你由同理轉換為同情。在壓力之下保持彈性並回到平靜狀態，你就能在周遭人陷入混亂時保持良好調節，因此在壓力情境下，這樣的你會比失調的你更能幫助別人。

羞愧、自我批評以及追尋同情心

我在治療高敏感人的過程中，經常發現他們同理心極強，卻對懷抱同情心有障礙，尤其是自我同情。我們為什麼不會自然而然就對我們自己以及他人，發展出更多仁慈和同情呢？儘管對別人展現同情心以及對自己展現同情，可能對你來說並不相關，但其實如果你不先對自己展現同情心，你也無法同情他人。在自我同情（自我疼惜）的科學研究中，自我同情得分高的人，往往擁有更健康、更滿足、更真誠的生活。當你將同情心用在自己身上，可以同時以贈予者和受贈者的身分獲得它美妙的好處。

假如你從未體驗到這種來自他人的安全、連結與無條件接納的感覺，往往很難敞開心胸懷抱同情。比起自我同情，多數人對自我批評更加熟悉，往往冷酷地對待自己，甚至相信自己不值得同情，而這些感覺的根源是羞愧。如果你肩負著這種羞愧包袱，可能很難敞開心胸，對自己流露仁慈、同情和愛。我們的文化和教養方式充斥著羞愧的訊息，但羞愧往往也是我們童年經驗的一部分。如果你的成長過程中感覺被忽視，或是你的照護者並未欣賞和稱頌你獨特的自我意識，你幾乎不可能避免存有內化的羞愧感。

當照護者未充分滿足孩子的依附需求，尤其是關注理解以及表達愉快等需求，這些孩子潛意識就會認為自己一定哪裡有問題，所以不值得同情。尤有甚者，這可能只發生在你「某些部分」的自我，意思是你主要的自我意識或許並未內化太多羞愧感，但你某些與生俱來的欲求和行為，例如權力欲、情感連結的需求或是性欲，可能令你感到深深地羞愧和卑下。

要擺脫羞愧的箝制，你得了解到自己的需求很重要，過去你的需求未得到滿足並不是你的錯，而且你能將自己和其他人安放於這個仁慈而同情的空間。需要內化的是：你值得完整且無條件的愛。

自我同情表示積極主動地靠近這些令人痛苦的羞愧感，即刻感受它，即使感覺很不舒服。這等於將你的頭整個放進魔鬼的嘴巴，就像密勒日巴那樣對魔鬼說道：「你若想吃掉我，就吃吧。」你在自己身體裡，此時此地就能容許自己感受所有未滿足而一直被關閉的需求。不必在個人的苦難中逗留太久，而是要敞開心胸接受現實，認清所有人都在受苦，而在這個苦難之地互相連結。

小練習

用同理省思來培養同情

1. **提高覺察力**。對你的內在聲音提高覺察力，留意你什麼時候開始對自己說話，尤其是負面或自我批評的內容。
2. **暫時停頓**。當發現你在對自己發表負面言論，輕緩地打住，做個深呼吸，創造省思的空間。
3. **設想某個所愛之人**。想像你十分在乎的對象，例如朋友、家人或寵物。在腦中喚起他們的影像，感覺你對他們的愛與關懷。
4. **改變視角**。想像你正體驗到的情境或狀況，是發生在你所愛之人身上，而不是你身上。在這種情況下，你會對他們說什麼？
5. **寫下來**。將你在這情況下會對所愛之人說的支持和同情話語寫下來，要特別留意你給予對方什麼樣的口吻、用詞和鼓勵。
6. **套用在你自己身上**。閱讀你寫的內容，想像對自己說出這些同情和支持的話語。允許自己接受你會贈予所愛之人的仁慈和同理心。
7. **經常練習**。將這個練習融入日常生活。練習愈多次，愈能自然地用等同於對待他人的仁慈和理解來對待自己。

記得：將你內心的對話以更加同情和支持的語氣轉換，需要時間和不懈的努力。對自己要有耐心，在你培養更仁慈、更有同理心的內在聲音的過程中，別吝於慶賀任何一點小小的進步。

運用界線處理糾結的關係

你在成長過程中或許會將這個想法內化：對別人來說，設下界線是不公平或難以接受的。你或許學到，對照護者說「不」可能減損他們照顧你的能力或是意願。若是某個家庭的情緒界線很模糊，因此說「不」會讓人感到不自在或不安全，就稱為「糾結」（enmeshment）。糾結型的家庭互動，往往源自照護者本身的情感需求未滿足，因而強烈依賴孩子獲得情感支持。對孩子而言，與照護者之間擁有糾結型關係而界線模糊不清，可能導致自主性、個人認同以及情感獨立性都匱乏。

你的童年時期可能被灌輸，在人際關係中保持界線是壞的、錯的甚至危險的，而這個觀念會變得根深蒂固。它很容易就被你帶入成年後的人際關係，例如朋友關係、同事關係，尤其是情侶關係。要花很大的工夫才能察覺這種觀念，感應到設定界線會讓你身體產生的恐懼，並向你自己保證你已經是成年人了，設定界線其實不會怎麼樣。但是若要培養能支持神經系統長期調節的成年人際關係，還需要重新學習：**在人際關係中擁有雙方都尊重的界線，是一件安全而健康的事**。

第一次與你生活中的人設定界線，可能帶來極高的挑戰。你內心根深蒂固的一部分，經過數百萬年的演化而設定成害怕被遺棄，而設定界線就可能重新喚起那股被遺棄的原始恐懼。設定健康的界線需要你安撫自己內心害怕被遺棄的那部分，用愛與同情擁抱它。你要拿出勇氣、堅定和大量的寬恕給自己和他人，才能順利經營以界線為基礎的人際關係。如果你有連結的對象處於糾結狀態，當設定界線之初，他們可能也會出現負面反應，所以保持堅強和耐性是很重要的。在時間、練習和自我同情的

小練習

設定界線入門課：實用的作法

1. **辨明狀況**。辨明你想針對什麼特定狀況設定界線，例如有個朋友老是要你對其個人煩惱給予建議，讓你感覺心很累。
2. **使用第一人稱**。在陳述的開頭使用「我」或「我的」，這讓對話焦點擺在你的感受和需求上，減少對方的戒備心理。譬如說：「我注意到我們的對話常跟你的個人煩惱有關。」
3. **說出你的感受**。描述這個狀況讓你產生的情緒和生理知覺。這有助於建立與對方之間的同理連結。譬如說：「發生這種情況時，我會感覺精疲力盡、難以負荷。」
4. **說出你的需求**。清楚表達在這個情況下你想要什麼，以正向方式聚焦。譬如說：「我需要我們的對話更平衡一點，那能幫助我更享受我們的互動。」
5. **描述你想要的結果**。解釋你的界線實際情境裡會是什麼樣子。譬如說：「以後可能會是我們輪流分享和討論自己的個人煩惱。」
6. **練習**。做好在現實生活中表達這種界線的心理準備。練習實際說出口或是寫下來，多練習幾次，確保你能表達得很自然。
7. **實行**。當你感覺準備好了，跟當事人談一談。記得保持堅定，強調這種界線對你的身心健康很重要。

所以最終的版本可能是：「我注意到我們的對話常跟你的個人煩惱有關。發生這種情況時，我會感覺精疲力盡、難以負荷。我希望我們的對話更平衡一點。以後可能會是我們輪流分享和討論自己的個人煩惱。」

累積之下，你可能成為設定界線的高手，成功讓對方尊重你的界線。

我的其中一位導師傑瑞．科隆納教過我一組簡單有力的八字訣，來幫助我克服拒絕的恐懼：「但願我能，但我不能。」在必要時使用這八字訣，你就能開始在兩個獨立且獨特的個體之間，建立以真實連結為基礎的關係，而不是把兩個個體揉合成一個沒有區別的系統。以下是設定有效界線的一些指導原則：

一、總是用行動和後果來支援和強化設定界線。例如，假如你說你只有五分鐘能講電話，五分鐘一到你就要採取行動結束通話。

二、態度要直接、堅定、親切。

三、不要為了你的界線而爭論、辯護或說破嘴解釋。

四、要準備好現成可用的支援，尤其是剛開始。

五、保持堅強，不要妥協。

記住：設定健康的界線，對你的情緒狀態和關係品質都很重要。

裂痕與修補

從我們呱呱墜地起，就開始學習判讀人臉和表情。即使尚在襁褓中，大腦列為最優先的事項之一，就是弄懂如何與他人建立連結，以及在連結破損時如何修補。嬰幼兒的神經系統將他們照護者的臉部表情視為一種線索，判斷自己是能在受到照護的安全連結中放鬆，或是需要保持警醒、不斷嘗試讓需求得到滿足。當照護者與嬰兒的臉部表情一致，就等於向嬰兒發送訊號，告知他們很安全、連結良好，可以放心地在綠色狀態中休息。

你或許猜想健康的照護者和嬰兒彼此互望時，多半都會出現一致的表情，不過事實上，表情不一致對於嬰兒發展出良好調節的神經系統是很重要的。發展心理學家艾德華．楚尼克（Edward Tronick）曾執行一項稱作「面無表情實驗」（still face experiment）的知名實驗，展現出嬰兒如何透過與母親的表情互動來調節神經系統。

楚尼克發現，實驗對象中那些健康母嬰關係裡，只有大約百分之三十的時間母嬰的表情是一致的。其餘時間則像一支破碎的舞蹈，母親和孩子的表情先是不一致，然後其中一人或兩人找到方法配合對方，進而修復。反覆練習這種破裂再修復的互動，能讓孩子具備彈性十足的神經系統。他們的神經系統學到如何與另一人的神經系統同步，而那種同步能引領他們回到綠色狀態。

關係中的裂痕，像是誤會、歧見或衝突，都是與另一個人類建立連結時無法避免的環節。在充滿活力的關係中，雙方並不會迴避裂痕；他們反倒是在出現裂痕後，修補連結的專家。如果在你的早期發展階段，照護者未有效示範修補能力，你在往後的人生中要處理人際衝突就會困難得多。修補的藝術有如我們內建的藍圖，能指導我們修補這些出現裂痕的時刻——由小誤會到大爭執。如果這張藍圖不存在或不完整，衝突就可能讓你感覺像沒有出口的迷宮。

我們來探討幾個無法導向修補的教養風格案例：

- **逃避型家長**：這類家長往往無所不用其極地逃避衝突。發生意見不合的時候，他們可能會改變話題、打哈哈帶過，或是離開現場。孩子將這種行為看在眼裡，卻從未見過如何健康地處理和化解一場衝突。
- **爆炸型家長**：這類家長的情緒一觸即發且難以預測。他們可能對微小的歧見做出過度反應，將狀況升級為大衝突。孩子學會如履薄冰以避免觸發這些爆炸，而這並未教導他們如何用冷靜克制的方式面對和解決衝突。
- **冷戰型家長**：這類家長生氣時，可能會以冷漠不語的方式生悶氣，拒絕討論問題或是積極解決。孩子學到衝突會導致情感上的遺棄，而非成長和理解的機會。
- **息事寧人型家長**：這類家長永遠只求保持和諧，而經常犧牲自己。他們可能只是為了避免衝突而附和對方，即使心裡並不認同。孩子學到在衝突場面中要壓抑自己的感受和需求，而不是坦率表達後共同尋求折衷之道。
- **刺蝟型家長**：這類家長面臨衝突時立刻變成刺蝟，將過錯歸咎於他人，而不是承擔自己在爭執中應付的責任。孩子學到在衝突中推卸或撇清責任，這會阻礙理解、和解與修復的過程。

在各案例中，孩子都未學到健康的衝突與修復歷程。他們不知道在互相合作的關係中，不但都做得到修補，甚至大部分時候易如反掌，所以他們反而學到要不惜一切地畏懼或避免產生衝突，不然就是以違背合作精神的方式去處理，例如強勢主導對方，以滿足自己的需求。

如果你兒時未學到如何修復衝突，長大成人後，你在衝突中可能只會感到茫然、畏懼、憤怒或防備。你可能為了完全避免這些不舒服的場面而做出極端行為，因為你並沒有應付這種場面的策略。不過學習永遠不嫌太遲。正如同你能學習新語言或新才藝，你也能學習用健康方法面對衝突，而不是逃避。學習修復連結有一個特別的好處，就是能幫助你建立更強健且更有深度的連結。每次你修復一道裂痕，就等於在說：「我很在乎我們的關係，我願意為它而努力。」

駕馭裂痕：修補關係的實用範例

辛苦工作一整天之後，米雅走入家中。她肩膀下垂，腳步遲緩。她瞥向廚房水槽，發現裡頭堆滿髒碗盤。她的伴侶艾力斯承諾會洗碗，卻沒做到。米雅一股氣上來，惡狠狠地說：「你答應要做的事為什麼每次都辦不到？」當艾力斯疏於履行洗碗的承諾時，裂痕就產生了，而米雅大發雷霆則進一步加深裂痕。猝不及防的艾力斯感到防備心像膝反射一樣湧上來。他反唇相譏：「我也很忙啊！」隨著裂痕加深，室內溫度也上升了幾度。不過，在尷尬的幾分鐘靜默之後，艾力斯開始反省。他意識到他們的關係和互相尊重，比起捍衛他的怠惰要重要得多。這樣的意識為修補歷程準備好了舞台，他們將透過數個步驟共同完成修補歷程：

一、**承認**：艾力斯打破沉默。「米雅，我看得出妳很生氣，也能理解原因。」他在承認米雅的感受，這是非常重要的第一步。「而且妳說得沒錯，」他繼續道，「我承諾會洗碗，卻沒做到。這是錯的，我未遵守約定大概讓妳感覺不受到尊重。」他這番話承認自己的錯誤，為承認階段貢獻更多。

米雅感覺到想法傳達出去且獲得理解，便能安心地承認自己讓裂痕加深的部分。她說：「我一看到髒碗盤，就反射性地對你大發脾氣。我今天壓力一直很大，卻發洩在你身上，這很不公平。」米雅在此也為自己在衝突中的角色扛起責任，是修補過程中另一個重要元素。

二、**意圖**：艾力斯接著澄清他的意圖，他說：「我不是刻意要讓妳感覺不受尊重，米雅，只是我沒注意時間。我應該先洗碗的。」

三、**道歉**：接下來是道歉。艾力斯望著米雅，誠懇地說：「我很後悔沒遵守諾言，也很抱歉惹妳生氣了。」這個道歉很明確，艾力斯為自己的行為負起全責，沒試圖推卸責任或是辯解。米雅也為語氣不佳而道歉。

四、**學習**：艾力斯接著分享下次他會改用什麼作法，他說：「我沒有設想到妳一回家，看到我答應要洗的髒碗盤還在，會是什麼心情。我很在乎妳的感受，所以下次我會更妥善管理時間，確保我遵守對妳的承諾。」

五、**彌補**：最後一步是艾力斯亡羊補牢，對話一結束就去洗碗。他也打趣地提到米雅總是言出必行，使她再次感覺自己被理解和尊重。他們完成了修補歷程，重新感覺到彼此的連結與關愛。

艾力斯洗完碗，他們決定坐下來討論以後要怎麼分配家務，才能更加平衡雙方的需求。這場對話是修補歷程的亮點，兩人協力預防類似的裂痕再發生。

這個故事的重點，在於這對伴侶全力投入彼此的關係中，願意承認錯誤，不吝於道歉，且會花力氣預防未來的裂痕。這些元素綜合起來，創造出健康的衝突與修補循環，不僅強化他們的聯繫，也學會更有效地駕馭未來的衝突。

換個視角，改善社會連結

想像你戴著一副讓所有事物都顯得更不友善或更具挑戰性的眼鏡，那麼你或許會開始因為社會互動而感到不安或躁動。當你附近出現人群，你可能會感覺自己是個旁觀的局外人，彷彿你不是徹底安全，也格格不入。這會進一步強化孤獨和疏離的感覺，即使你就置身人群之中。

你透過什麼濾鏡看待你的社會互動，對於實際的互動結果也會有巨大影響。有時候你的濾鏡會成為自證式預言。譬如說，秉持沒人喜歡你的扭曲心態，可能使你對他人處處防備，他們因而不太可能樂於與你相處。科學研究顯示，調整你的社交濾鏡，由認為別人都想找你麻煩的威脅視角，轉換為將別人視為潛在朋友或合作夥伴的協同視角，你就能減少孤獨感。

當你對自己的視角有所覺察，並有意識地努力改變它，便會開始感覺連結增強、減少孤立。這種觀點的改變能發揮重大影響，改善社會連結並促進整體健康、神經系統調節和幸福感。

掙脫比較的陷阱

「比較」是一種與生俱來的人類經驗，我們都會這麼做，還往往不知不覺就做了。我們習慣與他人比較，以更加理解我們在世界上的位置和身分。然而，有時這種行為會帶我們走上自我懷疑和孤立之路，因為我們很容易高估他人的幸福、低估他們的困難，因而感覺只有自己在挑戰中掙扎。你用什麼方式與他人比較，會大幅度影響你的態度、行為、健康、動機以及整體安康。它可能將你置於一個等級制度中，你永遠都在努力爬高一點，且經常因而犧牲寧靜祥和的心境。不過這是可以改變的。只要了解比較如何影響你，你就能將和他人比較的天性，導向比較健康的方向。

當你的腦袋開始與他人比較，想像它就如同踩在圓形的平衡板上。你可以從許多地方離開板子。其中一些地方，你下來後會發現自己陷入比較陷阱，感覺受到威脅且不安全。比較陷阱會觸發你的戰或逃反應，蒙蔽你的判斷力。比較陷阱的其中一種結果，是會讓你呈現競爭姿勢，你會感覺比他人優越，別人在你眼中都「低你一等」。陷阱的另一個可能是你自認為「不夠格」或不配，因而感到憤怒、恐懼或羞愧。

另一方面，你也可以抱著好奇的角度離開平衡板。從「覺察」階段起，你就一直在鍛鍊好奇心和同情心。好奇心容許你不帶批判地觀察和理解自己以及周遭世界，讓你有能力以開放心態承認想法、情緒和生理知覺。你在處理比較的經驗時，好奇心能引導你對自己和他人抱持同情，促進接納和合作的意識。

正如同學習在平衡板上保持平衡，代表著需要不斷跌下來再站上去，當注意到自己又落入比較陷阱時，可以練習讓自己朝著充滿好奇心的狀態調整。當發現自己正在與人比較，花片刻時間由狗腦袋切換為獅腦袋，並問問自己：「我現在感覺如何？」若是發現自己感到不安全或不自在，可以運用「調節」階段的切入點迎入安全感。

一旦你不再被不舒服的感覺淹沒，就能帶著好奇心去探究原因。例如比較可能源於對特質或成就的崇拜或渴望，像是地位、知名度、經濟穩定度、自信態度、社會關注性或是冒險精神。或許以你的教養或文化背景而言，這些都是隱然受到反對或貶低的志向。然而，這些人類需求和欲望既普遍且自然。察覺到這一點之後，就可以轉換負面比較的心態，原本是嫉妒別人，現在則將他們在該領域的成功視為禮物，讓你更了解你想要的那件事。

我們的心智會拿自己與他人比較的另一個常見原因，就只是為了確認我們的力量，弄清楚自己是否能融入社會。如果你已培養出足夠的自尊底蘊來避免比較陷阱，評估本身及力量與他人的差異，確實極有價值。諸如五大人格特質測驗（Big Five Personality Test）等經過科學驗證的人格測驗，是一種你能更加了解自己，並且不帶批判地與他人比較的途徑。

但如果發現自己漸漸陷入負面的自我評估，或身體開始出現不適，這些徵兆可能就表示需要培養更雄厚的自尊底蘊，做這種社會比較才會對你有益。返回「調節」階段的依附練習，尤其是「表達愉快」這項核心依附需求，是一種培養自尊的有力方式。

比較是很正常的人類社會行為，本質上並不壞，但若缺乏堅實的自尊為基礎，你就可能落入比較陷阱中。困在比較陷阱裡可能導致不健康的社交互動以及調節較差的神經系統。若要脫離比較陷阱，你應持續用「調節」階段的練習來培養自尊。此外，當你的心智開始比較的時刻，應從受到威脅的狗腦袋切換為好奇心強的獅腦袋。有了自尊和好奇的加持，比較可以產出健康甚至享受的行為，讓你能深入探索你的欲望、需求和人格特質。

孤獨的解藥：個人行動以及社會變化

感覺孤獨可能嚴重傷害我們的健康。有些研究顯示，社交互動不足可能使早逝機率提高百分之五十之多。孤獨感會大幅提升人的壓力等級，在導致神經系統失調的彈珠台效應中扮演重要角色。不過我們有很多辦法能對抗孤獨感。

將它想像成一種兩步舞：第一步涉及身為個體的我們，要執行在本書到目前為止敘述的所有步驟。第二步則是與他人建立連結——參與團體活動，成為支持團體的一分子，或是參加社區活動，例如聚餐、園藝計畫或課程。在現今這個數位時代，我們甚至能利用線上方案或平台與想法相近的社群建立連結。

儘管處理個人層次的孤獨感很重要，其實你感到孤獨的機率，也受到許多社會政策和文化習慣所影響。地方政府可以施行專門應對社交孤立的政策，例如資助身心健康資源或計畫，來提高社群參與度。他們能修改土地分區法來鼓勵增加「第三空間」，意思是家和職場之外的舒適地點，人們能以相處為目的聚在這些地方社交，而不是為了消費。

增加社會連結度的實用策略

集體參與

- 參加音樂節或音樂會
- 參加宗教或靈性活動
- 參加體育活動
- 參加民間運動和政治集會
- 參加團體健身課
- 參加文化活動或藝術展覽
- 參加社區話劇或表演藝術
- 參加社交舞活動
- 參加當地社區活動
- 參加團體旅遊或探險之旅
- 參加團體冥想或瑜伽課程
- 參加喜劇表演或開放麥克風之夜
- 參加當地店家的機智問答比賽
- 參加社區合唱團或演奏樂團
- 參加主題式社交活動或聚會
- 參觀室外裝置藝術或雕塑公園
- 參加室外音樂會或現場音樂活動
- 參加自然漫步或森林浴
- 參加團體賞鳥或獵遊行程
- 參加室外藝術或音樂工作坊

共同經驗

- 參加同儕支持團體
- 籌辦或出席聚餐活動
- 參與社區園藝活動
- 參加讀書會
- 加入各類同好社團
- 到當地組織擔任志工
- 參加工作坊或課程
- 主辦或參加遊戲之夜
- 報名鄰里清潔活動
- 參加交換才藝課程
- 籌辦或出席一人一菜聚會
- 加入當地運動或休閒團體
- 參加社區藝術計畫
- 加入協作式ＤＩＹ計畫
- 參與照護團體
- 參加自然攝影行程
- 參加戶外寫生團體
- 籌辦或出席露天電影之夜
- 參與創意寫作團體
- 參加或主辦團體詩歌朗讀活動

有助於聚攏人們的一些第三空間，包括公園、社區中心和圖書館等促進社交互動的公共空間。醫學專家也能將社會連結的相關問題納入例行問診中，他們能辨識出可能承受孤獨之苦的人，協助建立連結做為患者整體保健計畫的一環。公司企業能設立計畫培養員工之間的社會連結，例如團隊聯歡活動、導師計畫，或是休息時待的公共空間。他們也能提供醫療資源，並培養、鼓勵工作和生活平衡的文化。

儘管我們都能透過行動、對話、主張和選票，為增加社會連結和減少孤獨感的社會政策和文化貢獻一份心力，但若要減少你個人的孤獨感，你需要的是可以立刻執行的實用策略，尋求對你來說滿足且有意義、更具體的社會連結。我擬了一張實用策略的範例清單，幫助你激發靈感，發想自己可能喜歡哪些類型的體驗，以用來增加社會連結的感覺。這些體驗包括集體參與，或說活動，讓你感覺隸屬於更大的團體，以及分享共同經驗，讓你能在更親密的環境中建立連結，那有助於締造個人或群體的友誼。

與自然連結

我在義大利長大，對於包括我在內每個小孩而言，有一個重要的里程碑是能背誦義大利詩歌。它像是一種通行儀式（rite of passage），引領我們進入祖國豐富的傳統和文學殿堂。儘管我很討厭背誦，學習聖方濟各（St. Francis of Assisi）的名詩〈萬物頌歌〉（Canticle of the Creatures，又名〈太陽頌歌〉），卻成為我珍藏的童年回憶。我還記得畫出聖方濟各的回憶，將他謙卑的身影置於廣闊的森林背景前方，他在與小鳥、狼群和綿羊聊天。

聖方濟各是十三世紀時一位備受敬愛的義大利化緣修士。他與自然的深刻連結深植於他的世界觀之內，使他將萬物都視為家人。下列是他在〈萬物頌歌〉寫下的句子，它們深深震撼童年的我：

主啊，願祢所造的萬物讚頌祢，
尤其是我的太陽哥哥，
他帶來白晝；而祢藉由他給我們光。
他是多麼美麗耀眼，光芒萬丈！
至高的祢啊，他跟祢多麼像。
主啊，願月亮姊姊和群星讚頌祢，
祢在天空將他們造得多麼清澈、珍貴而美麗。
主啊，願風哥哥讚頌祢，
還有多雲和寧靜的空氣，
以及各式各樣的天氣，祢藉此為萬物提供養分。

主啊，願水姊姊讚頌祢，
她實用、謙卑、珍貴又純潔。
主啊，願火哥哥讚頌祢，
祢用他照亮夜晚，他美麗
且活潑又健壯有力。
主啊，願大地母親姊姊讚頌祢，
她供養我們、管理我們，並生產
五顏六色的花朵和香草和百果。

這首詩不只是一篇禱文或詩歌，而是一項關於愛、尊重與和諧的教誨。這麼多年來，我始終謹記這項教誨。

聖方濟各將「大地母親姊姊」視為關愛的母親，一個負責供養和管理的角色。將大地視為「姊姊」和「母親」，顯示聖方濟各深刻理解到我們與自然界的連結。他認知到我們與自然是不可分割的；地球上所有生物都是同一個母親的孩子，共享著她所提供的同樣資源。他將太陽稱為「太陽哥哥」，月亮是「月亮姊姊」等，顯示他對所有自然元素都懷有深度的連結意識，且更重要的是，**平等**看待它們。這種關係不屬於主宰或剝削，而是互相尊重和感謝。

針對我們與自然的關係有何效應的科學研究，已開始呼應古人的智慧——人與自然的連結攸關我們神經系統的健康。其中一項自然對神經系統影響的理論稱為壓力削減理論（stress reduction theory），源自一九八四年一項著名研究，當時研究者羅傑．烏瑞契（Roger Ulrich）發現，若是病房內有一扇對著自然景觀的窗戶，相較於沒有自然景觀可看的住院患者，前者在術後恢復速度較快，疼痛程度也較輕微。從那時起就有更多大量證據鞏固和擴充這項理論。研究顯示，花時間待在自然環境中的人，壓力程度較小，看法較樂觀，且相較於大部分時間待在人工環境裡的人，整體而言生活滿意度較高。

另一個能解釋自然對人類神經系統的深刻影響、且廣受讚揚的模型，是密西根大學心理學家史蒂芬．卡普蘭（Stephen Kaplan）和瑞秋．卡普蘭（Rachel Kaplan）的注意力恢復理論（attention restoration theory）。卡普蘭夫妻蒐集了可觀的資料，顯示自然能幫助我們由快節奏的現代生活所造成的心智疲乏中復原。根據他們的理論，自然能用溫和的方式讓我們忙碌的注意力系統分心，使我們能夠放鬆和充電。自然環境中的寧靜景觀和聲響，以舒緩而含蓄的方式吸引我們注意。這種科學家所謂的「柔性魅力」（soft fascination）並不需要我們耗費任何腦力，它純粹容許你工作過度的心智喘口氣，讓你能精神一振地回去，準備好用重新補滿的專注和能量應付任務。

想像你正漫步在森林中，五感全都充分運作。聽見腳下踩過枯葉的沙沙聲、遠處的鳥鳴、拂過樹梢的微風。看見各種深綠淺綠、生命蓬勃的樹葉，看見光影的嬉遊。聞到土壤的大地氣息、樹葉清新的嫩植味、野花的淡淡芬芳。用指尖感覺到樹皮的質地，感覺涼風吹拂皮膚，感覺腳底地面崎嶇不平。如果你很幸運，或許還能嘗到野莓的酸甜，或是泉水的清冽。

當我們向自然界開放五感，會開始注意到原本可能忽略的事物：葉脈的細緻紋路、鴿子溫柔的呢喃、陽光由森林樹冠篩落的模樣。假以時日，我們會更善於覺察自然的節律和循環，以及我們在其中的位置。這種與自然逐漸深化的連結，能培養一股寧靜祥和的感受。你可能感覺像回到家。回到我們在自然界原本應有的位置，而不是與自然界各過各的，這種意識是與自然連結的**精髓**。

小練習

進行一場感官式的森林浴

這項練習的靈感來自莉安妲・琳恩・霍普特（Lyanda Lynn Haupt）著作《根深蒂固》（Rooted）中的〈做森林浴時要保持骯髒〉（Staying Dirty During a Forest Bath）一文。你可以運用感官式的森林浴讓神經系統變得平靜，將它由紅色或黃色狀態轉為綠色狀態。你可能會訝異地發現，光是透過這簡短的練習，神經系統就能迅速而輕易地回歸綠色狀態。

如果你能堅持不懈地做這項練習，就會開始發現，你與自然界的關係有了更明顯的改變。大地可以成為另一座基石，讓你的神經系統立足或扎根。它如同關愛的母親，永遠都在那裡準備好支持你、安慰你、接住你所有的緊繃或憂慮。只要經常做感官式森林浴，就能強化與自然界的連結。

在森林中漫步的目的，不只是活動筋骨或吸收芬多精，而是讓你的五感拿到主導權，全然感受森林所提供的一切。

- **一開始先讓雙腳引導你**。感覺鞋底森林地面粗糙的質地、枯葉碎裂、細枝折斷。讓一塊塊苔蘚的觸感嚇你一跳，有如要你偏離路徑的祕密邀約。
- **你經過樹叢時，別閃避拂過你手臂的枝葉**。它們的葉片讓你微微搔癢，像是自然在輕聲說「哈囉」。也許你運氣很好，有隻漂亮的蝴蝶在你手上停駐片刻，那是一種稍縱即逝的感覺，像是與森林以心照不宣的方式握手。
- **讓你的鼻子也帶領你**。吸入潮濕泥土的馥郁氣味、松樹強烈的香氣，還有野花的甜香。每口呼吸都像與森林對話；每股氣味都向你述說不同的故事。
- **聆聽森林的配音**。沙沙的樹葉，遠方的鳥鳴，附近溪流的潺潺低喃——這些是森林的搖籃曲。如果你願意聽，這是森林與你分享祕密的方式。
- **眼睛睜大仔細看**——觀察有如馬賽克的各種綠，陽光由樹葉間濾下變成光點，有隻松鼠忽地一閃竄上樹木。每一幕畫面都是森林的贈禮，讓你一窺它的內心。
- 味覺呢？對，**也嘗嘗森林的味道吧**。雨後的空氣裡微微刺鼻的味道，或是你從樹叢摘下的甜莓——森林有它獨特的風味。
- 在這段時間，**引導你的心智與周遭森林真正的互動**。花時間聚焦在小事情上，那些讓森林成為會呼吸的生命體的小細節。你不只是站在樹木之間，更與林地緊密交織，與它的脈搏、生命力、核心同步。任由你的心智被細微之處輕柔擄獲——這正是柔性魅力的精髓。

・當森林浴進行到尾聲時，可能感覺森林的一部分已滲入你，讓你感到更踏實、更有連結性、更有生命力。所有看到你的人都會好奇你剛才去了哪裡，並且渴望跟你前往一樣的地方。

與美和創造力的連結

在崎嶇不平的西藏山峰上，有個七歲和十二歲孩子正在留下印記，將小手和赤腳壓上柔軟的石灰岩，山脈間迴蕩著他們咯咯的笑聲。他們有所不知，這次嬉耍製造的馬賽克會留存二十萬年，他們天真的舉動承載著關於人類存在更加深層的象徵訊息。

近期由章典（David D. Zhang）及其團隊發表的一項研究中描述了這個馬賽克，稱其證明了藝術的原始本質。其他研究也披露了印尼和歐洲各種形式的史前藝術，年代可追溯到四萬年前。這些發現綜合起來，提醒了我們創造力以及創作和欣賞美，都是為了將我們的神經系統延伸到自身之外的古老人類本能。它們有助於將我們最深層的本性銜接到周遭世界，甚至超越周遭世界，觸及生命之謎、宇宙以及存有本身。

藝術對神經系統的影響，是近年來神經美學（neuroaesthetics）領域中被大量研究的主題；神經美學是新的科學研究領域，結合了神經科學、藝術史和心理學，目的是了解藝術與人腦間的關係。許多創作或欣賞美的相關活動，已經科學證實對神經系統有益。例如塗鴉或著色就是能降低焦慮程度的簡單活動。研究顯示這些活動能安定心神，甚至緩和心率。而且也不只對兒童有效，有一項研究表示成年人為曼陀羅圖案著色也能減少焦慮。

正念式的藝術治療，結合了冥想練習與觸覺藝術體驗，也能帶來很大的幫助。它能改善睡眠、減輕焦慮和壓力症狀，甚至降低血壓。

接觸詩歌能觸動大腦中的獨特區域，不論是讀詩或寫詩都有效。詩歌的節奏和音律模式會刺激大腦中，有別於一般口語或文字能刺激的區域。素描、彩繪或捏陶等視覺藝術，對大腦有正面影響。任何形式的視覺創意表現，包括裝飾蛋糕或製作剪貼簿等形形色色的活動，都能啟動大腦的獎勵路徑。有一項研究甚至證明，從事藝術創作四十五分鐘就能大幅降低壓力荷爾蒙濃度，不論專業藝術家或業餘者皆然。再來還有舞蹈，一種涉及全身的藝術形式。研究顯示，舞者對於透過肢體動作表達的情緒更為敏感。因此不論你是職業芭蕾舞者，或只是在自家客廳手舞足蹈，舞蹈都能幫助你與自己以及他人的情緒建立連結。

就連音樂的聲音頻率都能影響我們，有研究顯示五二八赫茲的音樂能減少壓力和焦慮。因此，不論你是在繪畫、寫詩或配合最愛的歌曲翩翩起舞，神經系統都能因為沉浸在創造性的自我表達而獲益。創造力和美能在當下改善你的調節狀態，讓你更容易回到綠色。而且日積月累後，接觸美以及從事創造性活動能建造另一種連結，讓你的神經系統在周遭世界中扎根並互相連結。

創意表達是我們身為人類的基本特質。創作藝術、表達自我、欣賞美都是你與生俱來的創造本能，只要與這種本能建立連結，你就有如開放了神經系統，在最深層的自我與周遭活力十足的世界之間，建立起更深度的連結，因而長期改善整體的調節、彈性和韌性。

來到「連結」階段的尾聲，你會發現你的神經系統比起「五階段計畫」的開頭時，彈性和調節狀態都有了顯著進步。你甚至可能發現，神經系統失調導致身體長久累積的傷害，有很多已開始逆轉。如果你並未覺得長期症狀出現大幅改善，也不要氣餒。你的身體用了很長的時間累積這些傷害，所以要逆轉也不是一夕之間能辦到的事。不過現在你的神經系統已恢復調節，也與周遭世界產生連結，它總算能修復自己以及那些阻止身體系統良好運作的因子，讓你的慢性症狀能夠緩解。隨著你在日常生活中感覺好多了，你現在有機會進入最後階段：擴展。

除非你的神經系統已每天都處於相對調節的狀態，否則你還不適合進入「擴展」階段（你隨時可以回到第一章，重新檢測神經系統目前的調節度）。以「五階段計畫」這類結構井然的計畫而言，人們常犯的一個錯誤是在神經系統尚未完全調節之前，就執行擴展練習，例如提升身體韌性的活動和心態練習等，想藉此擴充神經系統的量能。過早投入這些練習會有反效果，可能產生阻礙療癒流程的風險。不過若在適當時機（等你的神經系統調節更加良好）執行，這些擴展練習能大幅增強「神經系統健康四大梁柱」，成為你追求健康之旅的一大助力。

我也將在此階段教你如何納入第四根梁柱「精神」，也就是與高於你本身的事物之間的連結。我在「擴展」階段介紹的練習，會帶來更多能量與活力，並在你生活所有層面中培養更平靜的心理狀態。

小練習

表達自我

以藝術方式表達自我，能夠很有效地培養連結感並促進神經系統調節。以下提供幾點建議，幫助你接近美以及創造性的自我表達。

- **探索不同藝術形式**：藝術的世界沒有等級之分，無論是彩繪、素描、跳舞、寫作或音樂，任何形式都有其獨特的魅力與好處。關鍵在於探索和實驗。譬如說，你今天可能更想畫水彩，想捕捉夕陽的絢爛色彩。明天你可能傾向於用寫詩來抒發自我，或是沉浸於舞蹈的韻律中。藝術之美就在於豐富多元，所以你不要畫地自限。
- **動用五感**：藝術是多重感官經驗。你在作畫時，感受筆刷掠過畫布，觀察色彩如何交融，嗅聞顏料，傾聽周圍環繞的聲響。如果你在跳舞，留意腳下地板的觸感，音樂的節奏，還有你身體移動的方式。你在動用所有感官的同時，也加深了你與當下活動以及周遭世界的連結。
- **不需要專業技巧**：如果你不是專家或職業藝術家，也不用擔心，那不是必要條件。藝術是一段私人旅程，重要的是創作過程，而不只是成果。因此無論你是在記事本上塗鴉，隨意撩撥沒插電的吉他，或是用手捏塑陶土，記得重點在於表達自我，而不是追求完美。
- **尋求專業指導**：如有需要，考慮向專業藝術治療師尋求指導，他們能提供安全的表達空間，並協助你探索怎麼利用藝術改善健康。

- **將藝術變成習慣**：規律性能強化藝術的益處。考慮每週特別撥出「藝術時間」，這指的可以是每星期六早上作畫一小時，也可以是每天塗鴉五分鐘當作休息。
- **切換為獅腦袋**：創作時努力活在當下。如果你在寫小説，要沉浸在你的敘事裡。如果你在跳舞，任由動作和音樂帶領你。
- **透過藝術表達情緒**：藝術可以是表達情緒的有效出口。譬如說，如果你感到壓力很大，你或許想用大膽的色彩創作一幅風格強烈的抽象畫。如果你感到平靜祥和，你或許比較想素描一張靜謐的風景畫。
- **團體藝術活動**：考慮參加團體活動，例如舞蹈課、社區壁畫計畫或是讀書會。這能培養社群意識、刺激新想法，為你的藝術體驗添加社交面向。

記住：目標是享受創作過程，並且與你自己還有周遭世界建立更深的連結。所以快拿起水彩筆或著色本，將舞鞋的鞋帶綁好，或是開始在那筆記本裡寫字，讓你的創造力奔流吧。

第 11 章

第五階段：擴展——提升量能

終於進行到這裡了：治癒神經系統失調之旅的最後一站。開始之前，先快速進行重點回顧。

在展開「逆轉神經系統失調的五階段計畫」之前，你已先建立好一套基本的日常習慣與規律。這些練習形成支持性結構，發揮有如基石的功能，尤其當你在療癒之旅中遭遇困難時。「五階段計畫」以覺察為起點，聚焦於徹底接受你的生理和情緒痛苦——而非急於加以修正。由狗腦袋切換為獅腦袋，並且保持開放與同情的態度，你便是在練習理解和接受各種疼痛的本質。計畫中的這個階段有如為你的反應按下「慢速播放」鍵，提供你空間與它們單純共處。

以「覺察」為出發點，計畫再加入了「調節」。你在這時候的轉變是再度開始信任自己的身體。藉由身體練習和情緒調節，而用更少的恐懼、更少的焦慮、更多的好奇去面對觸發因子，最終更能掌握你的思維、情緒和生理知覺。這個階段幫助你學習駕馭一波又一波的壓力源，不再感到無能為力。接著加入「修復」，此時要面對自己內心最深層的傷口以及舊有的應對策略。這是精細微妙的過程，需要謹慎而緩慢地進行。不過只要拿出耐性，就能藉由重新評估應對策略而重建神經系統的彈性，以你童年時期錯過的調節模式訓練神經系統，處理你的嵌入式警報器，並與你的直覺恢復連線。

計畫的第四階段「連結」，是你開始在人際關係中體驗到全新的自主性和個體性。這個階段的重點是，與他人和周遭世界都相處得更融洽。你學會在控制情緒之餘仍保有同情心。你變得更善於設定界線，且發現自己能夠與人共處而不會感到精疲力盡。此外你也體驗到與自然界，以及你獨特的創造性自我表達若合符節的力量，並強化你與萬物生命互相連結的意識。

於是，現在來到「逆轉神經系統失調的五階段計畫」最後一個階段——「擴展」。你將在此階段挑戰界線，看看自己的極限到哪裡。重點是拿出力量來面對人生的發展，並懷有好奇和勇氣。同時，你也會學到幾招最高明的技巧，藉由挑戰心智界線而擴充神經系統量能，利用身體裡的生理壓力進一步提升神經系統健康，並陶醉於敬畏體驗。

敬畏體驗是一種很好的途徑，能開始培養神經系統健康第四根梁柱「精神」，也就是與比自己更崇高的事物建立連結。在此階段，你的焦點是增強「神經系統健康四大梁柱」的每一根梁柱。隨著這些梁柱愈發強健，它們也會愈發有力地支持住你的神經系統，讓你能駕馭各種要求和挑戰，更有效地經營令人滿足的生活。

擴充量能的旅程

我在第四章曾介紹裝入彈珠和水的杯子圖像，用來代表你彈性應付壓力而又不致於失調的量能。水代表目前你的神經系統所承受的壓力程度，彈珠數量則代表你的敏感度。如果水多到由杯子滿出來，神經系統就會失調，而你最終會發展出十分痛苦的生理和心理症狀。

從前面幾個階段一路走來，你的神經系統都在學習管理杯子中的水量。你學會了辨識杯中的水量（覺察）；學會將水倒出杯子（調節）；學會管理倒入杯中的新水流（修復）；以及如何藉由目標、他人、創造力和自然，來順應更廣大的生態系中的水流（連結）。然而在這最後一個階段，你要將注意力轉向維護神經系統調節的另一個面向：杯子的大小。

持續練習你已學會的事物

改進神經系統健康的旅程沒有終點線，五個階段也不是一份待辦事項清單，做完一項就劃掉。隨著你完成每個階段，你不該將前面的階段拋在腦後，而應該持續深化相關理解和技巧。因此在你由覺察進展到調節、修復、連結，以及最後的擴展階段時，你要持續發展和深化前面各階段。它們仍是你的一部分，隨著你成長和改變而一併開展和進化。

一旦你已逐步發展出自我調節，以及有自信地與他人連結的能力，世界就任你遨遊了。你感覺已準備好大膽地跨出舒適圈並發光發熱。我建議在你感覺受到本章的各項練習呼喚時，慢慢拿它們來實驗。每一項練習都會幫助你持續擴充量能，更積極參與這個世界以及投入人際關係中，還會想從事你覺得最有意義的活動。不過在這個過程中，也別把自己逼得太緊。

即使當你的神經系統已達到很高的彈性，你仍偶爾會感到難以負荷，或是在進入黃色和紅色狀態後難以返回綠色狀態。現代世界有太多時候都預期成功之路應該是一條直線，但這實在不切實際。正如同呼吸，神經系統的量能總是伴隨著擴展又收縮的自然程序，唯有經過許多輪的擴展和收縮循環後，你的整體量能才會提升。你在進行「擴展」階段的練習時，應該享受擴展與收縮的波動。別努力對抗它們，而應該像一艘小船，在維持往前的動力同時駕馭波濤，隨著海水的漲退潮而優雅起伏。

想像拿起你裝滿彈珠的杯子，將裡頭所有東西倒進更大的容器，例如冷水壺。這個冷水壺裝得下所有美麗的彈珠，也就是高敏感的各種鮮明特質，而仍然有空間能容納更多液體。擴充神經系統的量能之後，你就能保有高敏感的所有美麗切面，並仍然能應付壓力源，而不致於讓神經系統滿溢。

要擴充神經系統量能、讓杯子變大，有兩種策略：一、聚焦於身體，強化生理適應力；或是二、聚焦於心智，讓大腦有能力處理更高的壓力等級，而不致於耗弱。這兩種策略都非常有用，你也可以雙管齊下。

首先，我要教你身體這條路——如何利用中度的暫時性生理壓力來擴充量能。

利用壓力增進神經系統量能

當你在相對短的時間內經歷中等壓力，然後再回到警醒度電梯的綠色狀態，你的身體為了適應，會變得更強壯也更有韌性，以應付未來的壓力。人的身體有種適應壓力的天生機制，叫作「激效反應」（hormesis），指的是單次劑量低的有害物質可能反倒帶來益處的過程。儘管單次強度太高的壓力是有害的，例如當你的神經系統處於失調狀態，不過如果劑量得宜，壓力對神經系統健康其實很有益處。

激效反應的關鍵在於找出恰到好處的壓力值。不能太少，因為身體需要某程度壓力才能刺激成長和韌性；又不能太多和太久，因為過度的壓力會導致神經系統失調以及相關的健康問題。達到這個恰到好處的壓力值，便有助於延緩老化，刺激新神經路徑發展，讓神經系統保持健康有活力。針對壓力的科學研究顯示，有了恰到好處的壓力，在時間累積下，你應付壓力的量能確實**有機會**大幅提升。隨著身體發展出更強的壓力適應力，你應該會發現自己在生活中其他方面也有所成長——增進掌控感、找到更大的目標、提升自尊。而這些個人進步又會反過來讓你應付未來壓力源的能力更上一層樓。

激效反應：身體適應力的催化劑

我們的身體因應恰到好處的壓力值而變得更加強健，這樣的過程就稱為激效反應。

自古以來，我們的祖先便曝露在多種壓力源之下，包括極端天氣、生理勞動和偶爾的食物匱乏。像這樣面臨短暫而適度的壓力，在數百萬年的演化後發展出了各種求生機制。然而我們現代的生活模式缺乏許多同樣的挑戰，這是現代人免疫力和代謝系統較差的其中一項因素。激效介入治療有助於喚醒這些休眠的求生機制，在支撐身體的壓力反應系統時，也強化了你的彈性和韌性。透過這些練習而控制自己接觸溫和的壓力，能訓練神經系統應付更強烈、更大量的壓力源。

正如同規律運動能讓肌肉變結實，定期曝露於受到管控的壓力源也能增進韌性。在我帶你認識一些實用的激效介入療法以及如何應用在日常生活中來改進神經系統彈性與韌性之前，我們先來深入探討科學層面，了解激效式壓力源如何增進神經系統健康，以及何時將它們導入你的療癒之旅才會帶來益處。

對身體系統發揮的漣漪效應

激效式壓力源會啟動一連串的生理反應：為了回應激效式壓力源，你的身體會強化細胞結構、加快代謝流程以便在細胞內製造更多能量，以及支援免疫反應。這將為你的細胞做好準備，讓你能有效地應付後續的壓力情境。

二〇一七年，有個科研團隊進行了一項有趣的實驗。他們想探究若是讓受試者曝露於與我們遠古先祖類似的自然環境中，是否會對健康狀態造成影響。因此他們讓五十五名健康的受試者進行為期十天的旅程，翻越庇里牛斯山脈。然而這並非典型的度假行程，受試者每天必須扛著將近八公斤重的背包，步行大約十四公里。他們吃的食物模仿先祖飲食內容，由野地自行取得並生吃，例如漿果、水果和親手宰殺的動物。他們的飲水也由自然界取得，例如當地的溪流和水坑。入夜之後，他們就睡在野外，溫差範圍可能由攝氏十二度到四十二度。研究者藉此模仿我們狩獵採集者祖先所面臨的生活條件：承受行走帶來的生理鍛鍊、體驗口渴與飢餓，並適應不同的天氣狀況。這些也屬於中度激效式壓力源的例子。

十天的旅程結束後，研究者檢測受試者的健康狀態，並特別關注代謝功能的運作，也就是他們的身體將食物轉換為能量的效果。代謝功能是導致神經系統失調的彈珠台效應中，主要的因子之一。

既然這十天的旅程強度如此高，構成很大的生理挑戰，你或許以為受試者的健康狀態會變差，而他們需要回到現代社會的舒適環境中待一段時間才能復原。不過事實上，研究者發現受試者的健康狀態反而變得更好了。這項實驗證明，像先祖一樣讓身體曝露於中度的壓力源，其實能改善神經系統的健康和功能運作。

何時適合激效練習

儘管激效練習的好處無庸置疑，若要將其納入日常生活，斟酌時機和策略仍然很重要。我看到大家在進行療癒之旅時最常犯的錯誤之一，就是聽說了什麼應該能幫助他們的新激效練習，就在神經系統恢復調節前急著執行，結果反而讓症狀惡化。

這些練習並不是速成修正法，或是在療癒之旅中讓你避免處理更深層問題的捷徑。所以我才把它們留在「五階段計畫」的最後這個階段介紹，因為這時你已做完辛苦的工作，讓神經系統恢復調節。唯有等你調節好神經系統，能彈性回應壓力，才應該探索激效練習。如果你仍在療癒的早期階段，尚未確立穩固的神經系統調節狀態，那麼這些壓力源很可能讓你耗弱，反而事倍功半。

在日常生活中善用激效反應

打從一開始，活動身體就是療癒之旅的一個重要面向，我先是在第六章講結構時強調過，後來又在第八章講切入點的運用時提到。

在組織和調節神經系統時，肌肉扮演必要角色。隨著你逐步進步、擁有更好的調節程度，你所安排的運動內容在本質上也會跟著進化。起初的焦點擺在溫和啟動和舒展身體；不過隨著你的症狀獲得更妥善的控制，運動的強度也要提升。在這個進階階段，運動主要不是做為調節機制，而是進一步挑戰和促進神經系統韌性的一種激效式壓力源——藉此擴充神經系統的量能。

激烈的肢體運動是典型的激效式壓力源。運動的時候，心血管系統和肌肉骨骼系統的細胞都承受壓力，因為身體對它們的要求增加了。這些細胞的回應是未來會更有效地應付壓力，因而增進了整體的韌性。多項研究顯示，規律運動能讓健康老化的機率提升百分之三十九。

你的目標是將激烈運動納入日常生活，包括慢跑或騎單車等耐力訓練，以及舉重等肌力訓練。從中強度運動開始，再隨著你的體能變好而逐步增加強度。

高強度間歇訓練

高強度間歇訓練（HIIT），是一種在短時間高強度運動以及低強度恢復期之間交替執行的運動方式，讓細胞暫時消耗額外氧氣，並製造更多稱為「活性氧」的副產品，而活性氧的數量若太高可能會損害細胞。不過中等數量的活性氧會啟動激效反應，使細胞淨化和變強韌。例如中等數量的活性氧會觸發抗氧化酶的分泌以及其他保護機制，能中和細胞中的有害物質，讓細胞面對未來的壓力源時更具韌性。

你可以將高強度間歇訓練加入健身計畫，在短時間的高強度運動（三十秒至兩分鐘）和強度較低的恢復期（與高強度運動的時間相等，或是它的雙倍）之間交互切換。這種鍛鍊模式可以套用在很多種類的運動上，包括跑步、騎單車和徒手健身訓練。

熱療

定期洗蒸氣浴，有助於身體降溫，提升睡眠品質。接觸高溫能啟動DNA修復路徑，提升熱休克蛋白質（heat shock protein）的活性，降低皮質醇濃度，因而改善壓力反應和整體健康。要從刻意曝露於高溫獲得益處最簡單的方法之一，就是每週共待在蒸氣室一小時，可分成兩次或三次。

冷療

短時間曝露於低溫中，例如沖冷水澡或是浸泡在冰冷的湖水或河水中，能改善免疫作用、新陳代謝、情緒，以及放鬆神經系統。它在晨間進行的益處特別大，能刺激身體的自然保暖機制，有助調節晝夜節律。冷療也會刺激粒線體生長和複製，使能量製造更有效率，並促進熱休克蛋白質生成，保護細胞不受到壓力相關的損傷。

冰人呼吸法

這項練習結合特定呼吸技巧、低溫曝露以及冥想。文恩・霍夫（Wim Hof）又有個知名稱號叫「冰人」（the Iceman），他教大家在幾輪深呼吸後憋氣，這會導致暫時性缺氧，也就是氧氣不足的狀態，而它又會造成輕微的壓力反應。這種缺氧造成的輕微壓力反應就和運動一樣，會刺激激效式壓力反應。

文恩．霍夫將缺氧與低溫曝露結合，也就是定期沖冷水澡或是泡冰水。低溫曝露會引發壓力反應，推動免疫系統、改善循環與增強精神集中力。最後再用冥想整合這些源自壓力源的生理和心理反應，在面臨壓力時練習感受到平靜和主導權。

藉由飲食引發激效式壓力

飲食內容是刺激激效式壓力反應的另一種途徑。水果、蔬菜、豆類、穀類等植物性食物，含有植物性化學成分（phytochemicals），此為植物為了保護自己不受細菌和真菌侵害而製造的化合物。含有這些植物性化學成分的食物會在體內引發輕度激效式壓力反應，進而增加韌性和壽命。例如紅酒和葡萄中可見的白藜蘆醇（resveratrol），以及青花菜中的蘿蔔硫素（sulforaphane），都是能刺激細胞壓力反應的植物性化學物質，能帶來許多健康方面的益處。另一種運用飲食刺激激效式壓力反應的方法，是暫時減少攝取熱量，或是實行間歇斷食法。這些飲食法會觸發輕微的代謝壓力，能改善代謝效率、促進細胞修復程序、延年益壽。

若要透過飲食引發激效反應，你應該設法攝取各種植物性食物，尤其是含有豐富優良植物性化學物質的食物，例如莓果、黑巧克力、綠茶和橄欖油。考慮將間歇斷食法或限制熱量等做法納入常規，不過別忘了諮詢醫療專家，以配合你的需求作適當調整。

培養支持心態

我們已探討完身體如何回應壓力，以及你如何利用激效反應來提升身體的量能，不過心智方面怎麼辦呢？根據研究，你對壓力的看法也會影響你應付壓力的能力，而這可能是另一個擴充神經系統量能的機會。

培養「正面心態」或是進行「自我肯定」的概念，在流行文化中屢見不鮮，且往往連結到快速修復正法或是過度簡化的解決之道。有些具有影響力的人士利用正面心態的概念，暗示光是改變態度或是觀點就能神奇地消除生理上的痼疾。結果就是在療癒神經系統失調的脈絡中，「心態」二字染上了些許惡名。

正如同我在這整本書中所示，神經系統失調是很複雜的問題，無法只靠正向思考就修正。儘管如此，等你的神經系統恢復調節，鍛鍊心態就能發揮很大的幫助，來增加神經系統的量能。

那麼「心態」究竟是什麼呢？究其核心，心態指的是你對生活各個層面所秉持的信念或預設想法。心態就如同你透過它來看世界的濾鏡，它會為你的感知和體驗染上色彩。影響心態的因素有很多，包括你的教養、文化、媒體、人生中有影響力的角色，甚至還有你的刻意選擇。艾莉雅．克朗姆博士（Alia Crum）為領銜史丹佛身心實驗室（Stanford Mind and Body Lab）的美國心理學家，她將心態形容為「意識與潛意識歷程之間的一道門戶」，提到說人的心態就如同「心智的預設值」，這表示你的心態不只影響你如何有意識地看待事物，也左右著潛意識反應和行為。

有趣的來了：構成你心態一部分的信念，可能會對你行為的結果產生實質的影響。例如說，你對壓力的看法，會真實影響你身體生理系統所受到的壓力衝擊。釐清對壓力的誤解能改善你的心態，而根據研究，這對你的神經系統有直接的生理好處。

釐清對壓力的普遍誤解

你在人生中大概或多或少曾聽說過，壓力是你的敵人，應該極力避免——是只會造成傷害的東西。不過這是對壓力的一種誤解。事實上，經歷壓力一點問題也沒有，這是遭遇挑戰和逆境時的自然反應，用意是為身體做好行動的準備。理解壓力是一種幫助神經系統應付生活所需的正常反應，能改變你對艱困事件的看法。你不再將帶來壓力的艱難情境視為威脅，而能夠開始視其為挑戰，而你的壓力反應賦予你更多能量克服那些挑戰，幫助你做好行動準備，使你能更快處理資訊，也讓身體分泌幫助你長出肌肉和學習的荷爾蒙。光是認知到壓力反應是想要幫你而不是與你作對，就能為身體帶來可觀的生理好處。

理解壓力對身體的正向影響，並不只是一廂情願的想法。研究顯示，將壓力視為成長機會的人，健康狀態較佳、幸福感較高，整體表現也更好。我並不是要你開始為遇到的每個困境歡呼，不過你可以認知到神經系統的壓力反應也可以為解決方法出一份力，並帶來比起沒有壓力反應時更好的結果。

如果你的神經系統敏感度較高，對你來說，重新定義壓力就更形重要，因為你的壓力體驗很可能被放大了。對別人構成中度壓力的計畫或任務，可能對你來說是重度壓力。過去你可能因為壓力吃了很多苦頭，甚至可能習慣性地迴避使你進入黃色或紅色狀態的情境。

不過，神經系統調節得愈好，你就愈能享有壓力帶來的益處。你已運用「五階段計畫」打造各種練習組成的工具箱，讓你在承受壓力後回到綠色狀態，所以高壓情境已不再讓你戒慎恐懼或感到無法掌握。擁有高敏感神經系統的你，正如同壓力的挑戰對你影響更大，你也更容易取得壓力的好處。一旦你的神經系統恢復調節，壓力就能成為莫大的好處。壓力是一種指標，表示某個情境含有對你重要的元素，你非常在乎它。尤其若你是高敏感人，恰到好處的壓力能帶來更多成長，能更深入地處理事情，以及產出更美好、精確、有創意的工作成果。

我見過一些人，因為在調節了神經系統之後，將壓力重新定義為幫助他們面對挑戰的額外能量，而讓生活有了重大改變；這樣的人包括創意工作者、企業家、家長、志工、非營利企業主持人，以及各行各業的領袖。當你與你在乎的人或計畫有了深入交集，承受壓力的機會很高，不過壓力提供的額外能量對你造成正面影響的機會也很高。

為壓力賦予意義

史丹佛大學健康心理學家凱莉．麥高尼格（Kelly McGonigal）說：「有意義的人生等同於有壓力的人生。」這個說法乍看違反直覺，不過想想對你而言最重要的那些事物吧，對許多人而言，那是我們身為家長、伴侶、朋友或專業人士的角色。現在再仔細思考：這些角色在帶來喜悅和滿足之餘，不也伴隨壓力嗎？**壓力並非只是生活中無可避免的負面部分，它也能成為生活充滿意義的標誌**。

小練習

寫出你的價值觀

傑佛瑞・寇恩（Geoffrey Cohen）和大衛・榭爾曼（David Sherman）兩位心理學家分析了累積超過十五年的研究報告，發現寫出自己的價值觀能大幅改變你應付壓力的量能。當你遇上高壓情境時，別忘了提醒自己：你的核心價值觀可能是強大的應對策略。

根據滑鐵盧大學（University of Waterloo）所作的一項研究，受試者都領到一條寫有「莫忘你的價值觀」字樣的手環。結果相當了不起——光是戴著這條手環就幫助他們更有效地應付壓力。

以下這項簡單的活動，能幫助你意識到或是回想起這些壓力源為你的人生帶來什麼價值。進行這項活動時，先拿出鉛筆和紙（或是你的日誌本），找個能不受干擾安靜思考的空間。將計時器設為十到十五分鐘，然後把手機轉為靜音，幫助自己專注在這項任務上而不分心。

1. 想像你生活中一種壓力很大的角色或事件。
2. 敘述這個角色或事件對你為什麼重要。你可以問自己：「若是我不扮演這類角色，或是不參與這類事件，人生中會缺少什麼重要事物？」
3. 由你剛才寫的內容中，挑出對你而言特別突出的一至多項。突出的價值可能是同情心、照顧好自己的健康、你的孩子、連結、喜悅與刺激，或是獻身於比你更崇高的事物。
4. 考慮在筆電上貼張便利貼、更換電腦桌布或手機背景，或是在冰箱或大門貼一張索引卡，簡短寫下這些價值的提醒。不然的話，你也可以找一些代表這些價值的物品擺放在房屋各處，提醒自己什麼才是最重要的。

凱莉．麥高尼格說：「將自己的價值觀牢記在心，有助於將壓力從一件違反意願且不受控制的事，轉換為一個邀請，讓你實踐和深化優先事項的機會。」壓力可以成為一種標誌，代表你的人生充滿意義與目的。當壓力源出現時，只要記住你的價值觀，你就能將挑戰化為個人成長的機會，並提升神經系統應付強烈壓力的整體量能。

就以為人父母當例子好了。養育孩子的壓力可不小，然而它也會帶來許多微笑、大笑以及豐富又有意義的體驗。但它也極具挑戰性，需要耗費大量精力，也往往令人操心。這是壓力悖論——壓力的來源同時也是喜悅的泉源。

我們往往深信自己若是壓力較小或是較不忙碌，就會更幸福快樂，不過研究卻顯示結果正好相反。普遍而言，人在處於忙碌狀態時更加快樂，即使他們必須同時兼顧的任務超出他們的理想值。而由忙碌狀態突然閒下來，例如退休，甚至可能提高罹患憂鬱症的風險。當然，並非所有高壓事件都會為你的人生帶來意義，不過若是留意到，你多常因為極度在乎當下扮演的角色，或是因正在參與的事件而感到壓力，你可能會很驚訝。研究顯示，察覺和想起自己感到壓力的原因，以及該原因與你價值觀的關聯，可以擴充你優雅應付壓力的量能，而不致於感到耗弱。

與無法改變的事物共存：全然接受

生活中有些壓力源並非你找來的，你希望它們不存在，但它們卻不動如山，例如管理慢性疾病的壓力就不是能單純地消除或用意志力趕走的。面臨這些艱困情況，有個實際的手段叫「全然接受」。

全然接受的重點在於完全承認某件可怕或是讓風雲變色的事情已發生了。這是一種自願承認事實的心態：已經發生的事是不能改寫的。採用全然接受法之後，你可以減輕痛苦感受的衝擊，例如愧疚、羞恥、悲慟、憤怒這些往往與艱難情境密不可分的情緒，並容許自己放棄對抗這種情緒。這能騰出心智和情緒空間，幫助神經系統因應新現實而調整。

全然接受不表示你容忍或贊同已發生的事。你只是接受某件事，不等於認可它符合道德或是你希望它出現在你生命中。這只代表你承認當下的現實就是如此。假設你的家長疏於照料而讓你童年很難熬，這個狀況令你痛苦，你很希望它未發生。然而這些被遺棄的感受在你成年後仍影響你。在這個例子中，全然接受指的不是寬恕或為所發生的事找藉口，而是承認事實：你的家長未陪伴支持兒時的你，這件事很傷人。你承認這點，並不是在說那個狀況是對的或公平的，而只是認知到發生了什麼事的現實。這個「認知」行為有助於你消化情緒、療癒，往前邁進。

二〇一九年，心理學家艾琴．賽欽提（Ekin Secinti）及其同僚針對癌症確診病患進行接受練習的科學研究而作的文獻回顧，發現病患若將全然接受練習或類似活動納入日常生活，所承受與病況相關的沮喪感會較少。

全然接受有別於無奈放棄或是擁有「鬥志」。無奈放棄是一種消極反應，表示你相信你對自己的處境無能為力，所以對於生活獲得改善不抱任何希望。另一方面，擁有「鬥志」則是對狀況積極反應，而不斷嘗試改變它。兩者都與未來有關，預測或是想要影響未來的結果。跟無奈放棄或擁有「鬥志」不同的是，全然接受強調承認已發生的事以及此刻的事實，然後才去評估未來可能如何發展。

以下列出一些全然接受可能派上用場的實際生活情境：

- **照護的壓力**：如果你負責照護所愛之人，可能會承受著巨大的壓力。全然接受所愛之人的狀況，以及現在你是對方照護者的角色，有助於你不帶批判地承認遇到的困難，並專注在你能掌控的部分上。
- **慢性疾病**：無論是你本身或你所愛之人被診斷出慢性疾病，全然接受能幫助你承認現狀，不再去想「要是如何就好了」，而是專注於管理現狀的最好方式。
- **失去所愛之人**：失去很親近的人是很痛苦又難熬的。全然接受並不會減少這種痛苦，但能讓你接受失去的事實，幫助你度過哀慟過程。
- **結束一段關係**：無論是戀愛關係、友情，或甚至是職業關係，終結都可能令人難受。全然接受能幫助你承認關係已結束，並繼續前行。
- **失業或轉換跑道**：這些事件可能出乎意料且帶來挑戰，尤其如果不是出自你的意願。全然接受讓你能接受事情就是如此，幫助你把重點放在接下來該做的事情上。
- **老化**：變老是令許多人痛苦掙扎的生命歷程。全然接受能幫助你接納老化帶來的改變，而不是一味地抗拒。

佛教徒和戒癮社群常說一句俗語：「痛苦無可避免，受苦存乎一念。」你的處境有一部分的痛苦是你無法改變的，不過你能選擇全然接受現實、承認現狀就是如此而非心存抗拒，這樣就能大幅減少它們造成的壓力和苦難。面臨無法避免的痛苦時練習全然接受，能強而有力地擴充神經系統的量能，再艱困的逆境你都能克服。

敬畏：擴充量能的終極路徑

你是否曾眺望山峰而感受到自身的渺小，因此受到很大的震撼？或者你是否曾極度陶醉於一段音樂，感覺像它融為你的一部分？或許你曾沉浸於某種靈性儀式，或甚至踏上一段迷幻之旅，因而超脫己身的桎梏。這些體驗儘管大異其趣，卻有個共同的主題——**敬畏感**。

敬畏是對廣大、宏偉，或是從某方面讓你大開眼界的體驗，所產生的情緒和生理反應。這些體驗能激勵你重新評估自己觀看世界的角度。你可能感覺到奇妙、訝異或是謙卑，這都是敬畏經驗的一部分。數百年來人類都對敬畏感著迷不已，不過直到最近，我們才開始從科學角度研究它。研究顯示產生敬畏感可能對身心健康、創造力和同理心有正向影響，因為敬畏感往往使個人感覺與比自身更崇高的事物有了更深的連結。敬畏感對神經系統可能有深刻影響，能擴充你的量能，讓你能彈性應付最強烈的壓力源而不致於失調。

擁有調節良好的神經系統不表示它隨時都待在綠色狀態，那其實是指它會配合當下情境的要求，而在不同警醒狀態間靈活移動。正如同久未使用的肌肉會變得緊繃，現存的心智結構若從未伸展，你的神經系統也可能失去彈性。敬畏體驗可以鬆動神經系統，就像伸展肌肉一般，可以改善神經系統的彈性，因而擴充應付壓力源的量能。

根據研究敬畏感的學者所言，敬畏的特徵是體驗中有某部分不符合你的心智結構。你不太能明確掌握或控制那宏大無比、使你感到敬畏的經驗。就拿規模之大、難以想像的宇宙為例好了，即使你能以光速行進，也要花上兩萬六千年才能抵達銀河系的另一頭。這比人類進入農耕的時間還要長一倍多，而與你能夠在家附近的生鮮超市買到非產季番茄的歷史長度相比，更是超過五百倍之久。

現在再想想哈伯望遠鏡，它讓天文學家能記錄下宇宙中超過一千億個星系，且多數天文學家估測實際數字遠不止於此。我們的心智實在對這麼宏大的事物沒有概念，而這一點有其特別之處。接觸這種「有些事物超出自己理解能力」的意識，能夠擴展神經系統，提升其量能，帶來各種健康益處，都是有文獻佐證的。

不論敬畏感源自你仰望星空的體驗，或是源自科學實驗室、廟宇、森林、美術館，它似乎都能成為神經系統量能的「超級食物」。二〇二三年，加州大學柏克萊分校的兩位研究員瑪莉亞・蒙羅伊（Maria Monroy）和達契爾・克特納（Dacher Keltner）發表了一項研究，他們發現敬畏感會造成既廣且深的改變。就身體方面，敬畏感會減緩心率、減少發炎反應，甚至降低罹患某些生理疾病的風險。就心理而言，敬畏感能改善心情、降低焦慮和憂鬱程度，也能提升你對生命的意義感。就社會層面，它能增加連結感和歸屬感，並讓你用更合作的態度對待他人。就精神層面而言，敬畏感能轉化你與自己的關係，降低過度自我中心的傾向。以上各項體驗都對神經系統有直接好處，使它更有彈性和韌性。

敬畏感的五種類型

根據達契爾．克特納和強納森．海德特（Jonathan Haidt）兩位心理學家的說法，敬畏感並非一種標準體驗，而可依照多種類型的敬畏感，區分出細微差別，那些類型包括威脅、美、能力、善、超自然現象。

- **威脅**：這類敬畏感混雜了恐懼和驚奇。當你遇上某個強大或懾人的東西，例如快速逼近的風暴或是強勢的領導者，就會有這種感覺。這類敬畏感使你心臟狂跳，提醒你世界上存在著比你更強大的力量。
- **美**：這種的敬畏感是因見證無與倫比之美而油然誕生的。你看到的可能是令人屏息的風景、絢爛的夕陽、感動你心的藝術品，或是任何以美感的吸引力打動你的事物。這是一種恬靜而安詳的敬畏感，讓你心中充盈對世間之美的感謝。
- **能力**：這是你在看見某人展現出色技能或才華時所感受到的敬畏感。可能是運動員展示高難度技巧、音樂家完美無瑕地演奏複雜樂章，或是任何出眾技能的呈現。這類敬畏讓你對人類經過努力練習所能成就的事物驚奇不已。

- **善**：這種敬畏感源自見證人格特質的力量、道德光輝或是了不起的善行。那或許是由聖人的故事所激發，也可能被生活中展現崇高善舉的無名英雄所感動。這類敬畏感不但讓你深獲啟發，甚至可能驅使你成為更好的人。
- **超自然現象**：這種敬畏感是由看似超自然或無法解釋的經驗所觸發的。看見鬼影、見證奇蹟或是遇上令你不安的巧合，都可能觸發這類敬畏感。這是神祕而令人感興趣的一種敬畏形式，挑戰你對現實的認知，讓你敞開心胸迎接未知事物的可能。

研究者發現，當敬畏感建立在恐懼或危險上，亦即**威脅**的敬畏感，例如置身天災現場、感覺被威力無窮的神給批判，或是涉入十分暴力的抗議活動，那麼它通常不會像其他類型的敬畏感一樣，能為神經系統帶來同樣強烈的正向影響。這類經驗反而更常與慢性壓力和神經系統失調有關聯。我們要探索培養敬畏體驗的方法時，必須聚焦於美、能力、善和超自然現象的敬畏感上，對於擴充神經系統量能才是最有利的。

在日常生活中增進敬畏感的四種實用策略

一、**自然**：激發敬畏感最簡單的方法，就是徜徉於自然中。這個方法可能很單純，例如在附近的公園散散步；也可能很宏大，例如前往山區進行露營之旅。沉浸在自然界裡，讓自己能被它的美麗與奧妙打開眼界。你可能會發現在自然中從事一些活動更容易獲得敬畏感，例如健行、騎單車或泛舟。

小練習

在生活中發掘敬畏感：自我評估表

如果你好奇自己在生活中究竟多常體驗到敬畏感，這份自我評估表能派上用場。二〇〇六年由敬畏感研究者所開發的「正向情緒傾向量表」（Dispositional Positive Emotion Scale），量測你易於感受到特定正向情緒的程度，包括敬畏感在內。這份評估表有個特定段落或可說子量表，是以敬畏感為焦點的，我在此為讀者附上。

請閱讀下列六項敘述，為每一項打上一到七的評分。如果你對該敘述「極度不贊同」，就打一分；如果你「極度贊同」，就打七分。關鍵是要對自己誠實，不要對你的答案過度斟酌。

	1	2	3	4	5	6	7
1. 我經常感到敬畏							
2. 我放眼望去都看見美							
3. 我幾乎每天都感受到神奇							
4. 我經常在周遭的物體中尋找模式							
5. 我有很多機會看見自然之美							
6. 我會尋求挑戰我對世界原有認知的體驗							

總分：

總分能讓你對自己體驗到多少敬畏感有個概念。較高的分數（二十四至四十二）代表你頗為頻繁地感受到敬畏，而較低的分數（六到二十三）代表敬畏感是你生活中的稀客。這份自我評估表不是用來作任何診斷的，而是幫助你省思經驗與情緒的工具。試用看看，了解一下你的生活中有多少敬畏感存在。

二、**靈性或宗教**：如果你喜歡靈性活動或有宗教信仰，參與各種儀式、典禮或祈禱，都可能成為敬畏感來源。即使你沒有宗教信仰，仍然可以在靈性活動中找到敬畏感，例如冥想或唱誦。關鍵在於找到一種能將你與比你更崇高的事物連結起來的活動，後者可以是更高的力量、宇宙，或只是全人類。

三、**集體經驗**：參與音樂、舞蹈、歌唱等團體活動，也能創造出敬畏感。這可能表示加入合唱團、出席音樂會、報名舞蹈課，或是參加文化祭。這些活動所帶來的整體意識和共同經驗都是強大的敬畏感來源。

四、**迷幻藥**：[4]已有愈來愈多研究顯示，若是在安全環境下使用，迷幻藥能引發強烈的敬畏感。如果你對這個主題感興趣，切記要在醫療照護者的監督下或是在臨床研究場所，以安全合法的方式使用。

記住：敬畏感的關鍵在於那個經驗讓你感到與比自身更崇高的事物產生連結，不論那指的是自然、社群、神明或是宇宙整體。

通往靈性之路

體驗敬畏感可以帶來深刻的歸屬感和目的感，讓你不但能與周遭環境連結，也能與宇宙萬物產生更廣泛的連結。與超越自己的事物產生連結的感受，經常能讓人謙卑。你或許會確切地察覺到自己在天地萬物之間是多麼渺小，同時又感覺你是宇宙整體中別具意義的一部分。這種矛盾的體驗正是精神（靈性）的精華，也就是神經系統健康四大梁柱的第四根梁柱。

靈性是一種與比自身更崇高事物相連結的意識，那可能是更高的力量、某個神性存在，或單純只是袤廣的宇宙。靈性指的是認知到萬物互相連結，以及有神祕力量驅動生命。靈性能為我們的人生帶來莫大的目的感、方向感和意義感，圓滿心智、身體和精神之間的連結。激發敬畏感的經驗能夠加深你的靈性連結。無論是站在深谷邊緣、仰望星空，或是參與一場動人儀式，敬畏感賦予你機會一窺宇宙萬物間，那些宏偉、真實卓越且深具意義的面向。

因此體驗敬畏感不光是為了得到刺激或興奮；而是為了向生命敞開自我，擁抱其奧祕，並承認你在其中的位置。它是為了有連結感，感覺充滿生命力，並隸屬於比自身更崇高的事物。認知到自己與比自身更崇高的事物互相連結並心存感謝，對於擴充神經系統量能有強大影響力。隨著你更深刻理解自己在這更宏觀的脈絡中處於什麼位置，你的神經系統也變得更有彈性，讓它能以更從容、高尚、謙

4 編註：迷幻藥近年來在歐美國家成為精神疾病治療的研究焦點。因其能影響神經傳導物質，或血清素的濃度，能替憂鬱症或癌末病人帶來抗憂鬱的效果。但藥物的作用機轉尚未能被完全了解，仍須更多的研究佐證，因此在許多國家仍是違法禁用的藥品。

遜和憐憫的方式回應新的要求或挑戰。

你已學到如何將「五階段計畫」最後一階段——擴充神經系統量能——的練習融入生活，現在你即將揭開人生中新的一章，它很可能代表逆轉神經系統失調之旅的起點。另一個可能是你已經將五個階段都融入神經系統，現在你準備好將焦點移向其他計畫和冒險。

對我而言，一旦我不再需要將那麼多注意力放在調節神經系統上，我便有了動力去組織家庭，以及引導他人踏上療癒神經系統的旅程。這股嶄新的寧靜和開放感，讓我能夠將生活中零碎的事件串連起來，看出原本無法完全理解的事物背後的邏輯，並為我的人生建立穩定一致的調性。這是尚在進行的過程，不過我們在這趟旅程中共同打下的基礎，或許能為你提供必要的工具，讓你能更快踏上屬於你的探索之旅。

在下一章，我要與你分享我的個人旅程，並介紹最後一項練習，我在自己追尋成長、療癒和自我探索的路途中，發現這項練習極為實用：與先祖建立連結。

第 12 章

將點連成線：以持續的練習打造連貫的生命敘事

一個灰濛濛的冬日，我站在空無一人的天橋上，盯著手機螢幕上的訊息，內容講述禪修大師密勒日巴學會面對心魔而非趕走它們的故事。這故事在我體內引起強烈共鳴，閱讀它時突然撼動了我內心深處的某樣東西。我感覺像站在人生的轉捩點。

從表象看，我的生活很美好，甚至令人妒羨。我是位卓有成就的外科醫師，也同是日漸茁壯的數位醫療新創公司執行長，且活躍於慈善工作。我以創新者身分在義大利的數位醫療和新創產業裡博得知名度和曝光率，甚至與義大利總統出席同一場合。看起來一切都在我掌控之中，然而我的內心卻痛苦掙扎。我努力與缺乏感情的對象建立關係，重演著我尚未學會辨識、更別說治療的舊傷口。我發現自己老是受到與我相似的人吸引：成就不凡、能力強、充滿拚勁。但當時我尚未明白，他們就和我一樣，在能幹的外表下藏著麻木不仁的內心，讓我缺乏安全感，且連基本需求都得不到滿足。

我也從未學習如何確立清楚而健康的界線。由於沒有清楚的界線擋著，我將所有問題、所有挫折都吸收了。我的職業生活與私人生活的分界變得模糊，責任的重量感，日漸難以負荷。即使我過著看似成功優越的生活，卻深受慢性壓力和焦慮之苦。

經過一段時日，慢性壓力的症狀開始更強烈地顯現在我的生理和情緒健康上。我長了一種頑強的皮疹——酒糟性皮膚炎。罹患酒糟性皮膚炎像是有人偷偷對我的自尊揮出一記重拳，臉上一塊塊怵目驚心的紅斑不只礙眼，也讓我深感尷尬。它們像是我內在混亂的生理印記，赤裸裸地攤在每個人眼前。我一向對自己的外表（有形和無形的）很有自信，但得了酒糟性皮膚炎之後，這份自信開始崩解了。我發現自己隨時都在擔心外貌，偏執地覺得大家都在盯著我的皮膚瞧。

皮膚紅通通、自尊一落千丈，我開始退離公眾的目光，捨棄我在義大利數位醫療和新創領域的知名度和曝光率，漸漸開始淡出社交場合，不只是與媒體拉開距離，也疏遠了朋友和所愛之人。我躲起來的時候，無論是情緒低落或酒糟性皮膚炎的生理症狀都惡化了，進一步加深我離群索居的需求。這是很糟糕的惡性循環。我對皮膚狀況愈有壓力，酒糟性皮膚炎似乎就愈嚴重；而皮膚炎愈嚴重，我的壓力和焦慮也愈強烈。

紅疹只是我身體危難的第一個徵兆。我也經常深受腸絞痛之苦，後來確診為腸激躁症。這種疼痛難以緩解且折磨人，讓我在勉強維持日常活動的同時，感到精疲力盡。

我的腸激躁症真正大發作的那天，我剛從亞特蘭大一場商業社交活動離開。我沒能沉浸於活力十足的文化或是與同事交流的喜悅中，而是痛得彎下腰，感覺內臟都被扭轉拉扯。一開始我試著忽略它，但卻愈來愈痛。那是一種毫不手軟的劇痛，讓人完全承受不住。我突然間醒悟到這並不是暫時的不適。這疼痛毫不放鬆，而它的強烈程度讓我產生迫切的危機意識。我擔心自己有生命危險，於是請員工幫忙叫救護車。不久後我便躺在救護車後頭被飛速帶走，城市燈光在我衝向醫院時化作一片模糊。到院後，醫生以為我得了胰臟炎——這種病可能很嚴重，並導致終生無法治癒的併發症。我只關心疼痛趕快停止，但它沒有。在素白的病房裡，疼痛又延續了漫長的好幾小時。

做完更多檢查後，確定不是胰臟炎，而是他們所謂的「只是」腸激躁症。然而這個病對我來說完全不能用「只是」來形容，即使當劇烈疼痛消退後，我仍感覺茫然失措。我很沮喪，不光是因為生理不適，也是因為沒得到明確的解釋。不知道為何會得這個病，讓我感覺迷惘且似乎需負起責任。醫生們那種不當一回事的語氣，弄得好像我感受到的痛苦純粹出於想像，彷彿疼痛和苦難都是我無中生有，莫名地惹出這場騷動。這種困惑和自責的感覺，又為本來就很艱困的狀況再加上一層挫折感。

陷入混亂的不只是我的身體，我的情緒狀態也有如自由落體。我簡直就是高功能焦慮症的代表案例。對我的朋友、同事和患者而言，我看起來仍是能幹又成功的專業人士。不過關起門來，我的心智有如跑著滾輪的倉鼠，思緒總是在奔馳，並且往最壞的方向想，卡在過去的失誤或是未來的「萬一」上，無限循環。這種心理噪音讓我精疲力盡，也使我的慢性壓力、腸激躁症和酒糟性皮膚炎的生理症狀雪上加霜。

當時我尚不明白，但我的神經系統嚴重失調。我被捲入了彈珠台效應——心理症狀導致生理症狀，生理症狀又導致心理症狀，一切的一切都使我的神經系統卡在黃色和紅色狀態。是什麼使我走到極度失調的這一步，讓人生成為外表成功而內在混亂的悖論？我的洞穴裡有魔鬼潛伏在暗影處，而直到我在天橋上讀到密勒日巴的故事前，都未真正察覺它們的存在。現在它們不只是在低語了，而是在嘶吼。其中一些魔鬼，也就是嚴酷的內心聲音，不斷在說我不夠好、不夠重要。這些無情的聲音感覺時時都在提醒我，存在我內心的所有疑慮和不安全感。我即將得知，我的療癒之旅不只要消弭那些聲音以及伴隨它們的症狀——也是要面對魔鬼、理解魔鬼，並且向它們低頭。

真希望我能告訴你，我在那座天橋上獲得的靈啟，也就是我需要全力以赴地誠實面對心魔，是一個單純的轉捩點，而過了這個轉捩點之後，我的生理和情緒症狀就都突然好轉了。我但願能說我的療癒之路是直線向上的。但那就是在說謊了。事實上，我剛開始面對心魔時，情況似乎還更加惡化。

不過在這生理風暴正烈的時候，我開始有種奇怪的安寧和接受感。這種安寧出現於我開始捨棄本來以為我必須維持的形象，我本來以為這種形象才能獲得他人的接納。對，我的心魔還在，但它們不像原本那麼可怕或難以招架了。我開始以好奇和接納的態度靠近它們。正如同密勒日巴，我接受了我的心魔要和我共同相處的事實，因此我決定觀察它們，不是視之為要打敗的敵人，而是我自己值得受到理解的一部分。

於是我致力於給予自己無條件的支持和理解，這是我原本經常吝於給自己的東西；我將那個堅持什麼都不夠好的嚴酷嗓音，代換為更加仁慈、有同情心的聲音。我捨棄了不切實際的期待，因而削弱了心魔對我的掌控力。

在這前所未有的自我疼惜、好奇和全然接納的綜效之下，狀況開始有了起色。雖然改變不是立即出現，甚至也不是呈線性發展，不過我終於找到一條路，能帶我遠離無止境的自我批評，朝著真實的自我理解和關懷靠近。

在療癒之路上找到嚮導

我在二〇一二年踏上療癒之旅時，幾乎可說是踽踽獨行。當時關於心理健康的討論寥寥可數，不像現今如此公開談論且日漸受到關注。同樣地，身心連結或是探討身體的壓力反應這些概念都尚未進入主流，而只是一些冷僻的話題。關於壓力的科學文獻十分稀少，社群媒體也幾乎未觸及這個主題。

有些時候我感覺自己迷失在海上，不確定我究竟正在好轉，抑或只是漫無目標地飄蕩。在這種時候，我滿心困惑，缺乏自信。我就是在這種困惑又自我懷疑的時刻，學到了擁有嚮導的重要——導師、治療師和教師。由於缺乏支持社群，這些嚮導成為我的羅盤。他們幫助我找到方向，度過治癒神經系統的混亂過程，還提供充滿同情的耳朵、指引的手以及安心的陪伴。他們讓我知道我並不孤單。

找到一個庇護所至關重要，我才能在那裡練習和強化，剛開始萌芽的全然誠實和無條件自我接納的意識。我與嚮導們締造的新連結，提供我這樣的避風港。學習如何讓他人幫助我，也是我極為重要的一課。我一向獨立得要命，對於依賴別人獲得愛和接納深懷畏懼。當我敞開心房，願意接受他人的幫助和支持，其實我是在不知不覺中開始療癒我的排除型依附傾向。

備受尊敬的佛學教師和心靈輔導員喬許．科達（Josh Korda），在我的療癒之旅上扮演關鍵角色。他擁有紐約客的靈魂、猶太人的血統以及龐客族的氣質，讓我們的互動耳目一新又無比真誠。喬許不只是個老師，還為我提供一個安全空間，我能在那裡練習自我接納、誠實和自我疼惜。他持續提供的無條件支持幫助我面對自己對依賴的恐懼，逐步支持我治癒根深蒂固的防備傾向。他始終是我人生中穩定而關懷的嚮導，直至今日。

喬許獨特的教學方式結合了神經科學、身體療法以及古老的佛學智慧，也深刻改變了我對身心連結的理解。他鼓勵我學習、探索並拓展視角，去看待我的情緒狀態、身體所顯現的狀況、精神連結三者間的關係。這對我而言是全新的概念，因為我出身於傳統西方醫學專業。心智、身體和精神的融合，不只是讓我大開眼界，最終也重塑了我的職業道路。我被燃起了好奇心，書籍成了我的好同伴，在我感到失去方向時給予智慧和不同的視角。

我開始與喬許合作後不久，他建議我聯絡傑瑞．科隆納。傑瑞是極為知名的領導力教練，原本是創投家，我在天橋上所讀到撼動我觀點的部落格文章，就是他寫的。我絕對負擔不起傑瑞收費高昂的教練課程，但喬許鼓勵我將他視為朋友和導師而主動聯絡，讓我嚇得要命。我深信自己很卑微，總是質疑自己的價值，所以很懷疑我仰之彌高的傑瑞，會願意花力氣回覆我的電子郵件，更別說與我建立任何連結了。不過我還是深吸一口氣，寄了電子郵件給他。

這封信我寫得掏心掏肺，說明他的文章如何深刻撼動我的觀點。令我訝異的是，傑瑞回信了！他的回應溫暖而親切，與我所擔心的高冷反應有天壤之別。這開啟了一段長久的友誼，而它以無法想像的方式影響了我的人生。我倆都有義大利血統，這立刻讓我們產生連結。傑瑞成為我的導師和嚮導，提供寶貴的建議和支持，幫助我度過各種職業困境和個人挑戰。他的導師身分對我而言無比重要。他看出並保證我具備領導者和企業家的潛力，這是我長久以來都渴望卻仍求之不得的認可。

傑瑞的支持再加上他毫無保留的誠實，以及他總是鼓勵我面對真相（或是套用他的說法是「全然自我探詢」），給予我安全感和價值感。與此同時，它也帶來一項挑戰，一股推力，使我面對和處理旅程中的各種現實。這種在安撫和挑戰中求取微妙平衡的狀況，讓我們的導師——導生關係成為我自我療癒和自我接納之旅中強大的催化劑。

療癒之旅中的轉捩點

傑瑞對我成為領導者和企業家的信心，是反駁我多年來一直向自己灌輸的想法的重要聲音——駁斥我將自己描繪成渺小卑微的形象。儘管傑瑞的鼓勵提供了我渴盼的外部認可，它也終於帶領我面對內部困境的真相。我總是動個不停，隨時急於要改變世界，卻從未暫停腳步反思原因。

我在十一年前修完了口腔醫學的學分，包括為期兩年的臨床研究計畫，主題是骨髓移植對口腔的影響。為了進行這項計畫，我必須和隔離數月的患者互動，他們在隔離期間只能隔著玻璃見到所愛之人。有幾名患者在移植後未能存活，人生最後的珍貴時光卻是在那些隔離病房度過的。這件事喚起我內心的無助感和悲愴，把我都壓垮了，好像任何努力都是徒勞。目睹他們的痛苦令我難為情且感覺無能至極，更別說能幫上任何忙。

儘管我受過五年的專科醫療訓練並從事相關研究，我發現自己難以消解無能和無用的感受。我只是個口腔專科醫師，專門負責處理人體特定一小部分的外科醫師。我心裡有個不停歇的聲音，悄聲說著也許我早該選擇更「值得」的科別，雖然我也無法清楚說明哪個科別才符合標準。當我只是拂過人類醫學更廣泛複雜的領域的皮毛，又怎麼可能作出什麼重大變革呢？雖然我的職業讓我經濟穩定獨立，我卻渴求更深層、更全面的目標感。我開始在日間工作之外追尋這種目標。我投入志工行列，去了巴西和非洲，在非政府組織營運的當地醫院工作。我參與政治運動、人權運動和環境運動，只要你說得出的活動都有我一份。然而不管我幫助了多少人，不管我為多少使命而戰，總感覺像落入汪洋的一小滴水。

有件事令我記憶深刻，那時我在肯亞北部一座偏遠村莊執行任務，馬賽人（Maasai）和桑布魯人（Samburu）仍在那片區域活動。該村莊呈現出古老傳統和殘酷現代現實的鮮明對比。村民們始終生活在愛滋病的威脅下。有天下午我在當地醫院，要負責幫一個小男孩拔牙。他年約八、九歲，已經因愛滋病成了孤兒，現在本身也在對抗愛滋。陪伴他的志工告訴我，他已病入膏肓，他們認為他活不久了。

我記得自己看著眼中滿是恐懼和困惑的他，知道他已經承受什麼樣的痛苦，又即將因拔牙造成他更多痛苦。那是一種我從未感受過的無力感，這個小孩子在短短的人生中，已經歷過超出我想像能力的疼痛和苦難，讓我的心都碎了。

我盡可能溫柔地做完我的工作，但事後仍在輕聲啜泣的他被帶走時，我含著淚、滿心憤怒地坐在原地。他的苦難之大讓我感覺自己渺小而卑微。我所有的成就、達成的所有目標、做過的所有好事，都好微不足道。

儘管這次的經驗很重大，我還是奮力不懈地又持續了很多年，打下更多責任、參與更多行動。多年後，我與傑瑞合作想要了解我為什麼如此強烈地想改變世界，卻從未暫停下來審視內心，我明白了，在面對那男孩巨大的磨難時，我之所以感到渺小，是因為我內心深處某部分覺得若我不能證明自己，我就沒有存在的價值。

我奮力不懈地要作出改變，要緩解他人的苦難，源自於我自己內心未滿足的需求。我太忙著拯救世界，從未停下來看看內心。我繞過了真正的問題，不去做理解自己這項艱難的工作。我本來以為我的自卑感源自世間的痛苦太過巨大，但我開始察覺這種自卑感的源頭不在世間，而在我內心。它反映出我未滿足的內在需求——對接納、對價值感及對愛自己的需求。

這份醒悟成為我旅程中的重要轉捩點。我不再朝外看，而將目光轉向內。我開始明白療癒他人不只是要衝向外界到處滅火，處理自我懷疑和自我否定這些長期受到忽視的內在火苗，也同樣重要。我不再需要靠拯救世界，才知道自己有資格活在世界上；我需要的是潛入內心深處，承認我的恐懼和不安，並且以同情與理解接納它們。這並不是說要從世界退縮，而是擴充內心裡接納和愛自己的量能。我終於了解在治癒自己之前，我無法真正幫助他人。

這項體悟鬆開了桎梏，我不再透過外在成就無止境追尋認可，而是踏上自我探索和自我接納的道路。它給了我勇氣停止奔跑，開始向內凝視。這是重大的變化，將會重塑我的療癒方法，重新定義我的目標感。從那時起，我就知道療癒世界的關鍵始於療癒我自己。

尊敬我的身體

隨著我體悟到，需要從內部療癒自己之後，我的旅程轉向個人的新方向前進。旅程不再只是因為我對健康與疾病之間的運作機制感興趣，而是為了深度的自我探索和理解。

當我與喬許合作，著手處理我失調的根本原因，譬如依附模式、應對策略和嵌入式警報器，我發現我的神經系統開始安定下來了。我也察覺到第一項顯著進展：消化情形開始好轉。長久以來受到持續性的高度警醒壓力狀態荼毒的腸胃健康，開始自我重建。我不再承受脹氣、排氣以及原本司空見慣的不適之苦。腸道漸漸能從我攝取的食物吸收更多營養，於是能量也開始提升。

不過我的酒糟性皮膚炎又是另一回事了。儘管其他方面的健康狀態都大幅改善，酒糟性皮膚炎仍堅守陣地，看似在抗拒我生活中的新改變。我向多位皮膚科醫師尋求意見，他們的說法大同小異：我的皮膚病是治不好的，我得學習與它共存。後來，我認識了毛若．巴巴瑞斯奇醫師（Mauro Barbareschi）。

巴巴瑞斯奇醫師跟別人不一樣，他對我說話的方式讓我平靜和安心。他也有別於其他醫生，並未將我視為會走路的皮膚病；他將我當作一個人，一個正在與比皮膚表面更深層的問題纏鬥的人。

巴巴瑞斯奇醫師憑他豐富的經驗和綜觀全局的天賦，告訴我一件別人都沒說過的事：他說我的皮膚就如同身體所有其他部分，都與情緒和生理健康息息相關。他解釋說我的酒糟性皮膚炎不只是獨立事件，而在本質上與身體的壓力反應有關係。雖然他的醫學知識當然能幫助我處理症狀，他承認他無法治好全部。他說治療過程最重要的部分握在我自己手裡。他特別強調我必須鑽得更深，直到壓力的根源，正面迎擊它。他保證唯有那時，我的酒糟性皮膚炎才會永久消退。

他的話像醍醐灌頂。這位經驗老到的醫學專家，再一次確證了我在醫學院以及和喬許對話時，就已開始懷疑的事：我的心智和身體不是各別獨立的存在；它們同樣隸屬於一個複雜且交互連結的系統。我有點愕然，不只是因為他很誠實，也因為眼前的任務很艱鉅。

那天我走出他的診間時，感覺充滿希望和力量，這是我很久都沒有過的感覺。他相信我能夠復元，這一點改變了一切。我的生理治療不再只囿限於處理皮膚症狀了，而是要對自己的健康重燃希望並取得掌控意識。數年後，我已擺脫酒糟性皮膚炎，卻仍感受得到巴巴瑞斯奇醫師的影響：他幫助我了解我有治癒自己的力量。他處理我的酒糟性皮膚炎的策略不只是治療，也是幫助我明白，真正的運作要發生在我內心。關鍵是學習傾聽和信任自己的身體。

在西方文化中成長，接受它頌揚理性思維和貶抑身體智慧的潛移默化，我深信心智和身體是分別獨立的。我學會珍視心智的邏輯思考和意志力，卻沒意識到身體也一直都在對我說話。在巴巴瑞斯奇醫師、喬許和其他人的幫助下，我慢慢學會聆聽身體傳送給我的訊號。我得知身體充滿智慧，而若要治癒身體，最重要的是尊敬它的智慧。

這趟理解之旅需要全然改變原有的觀點，以及脫離普遍規範的意願。然而在這麼做的同時，我所發現的療癒之路不只能治療個別症狀，也能滋養和修復心智與身體間的連結。我所經歷的痛苦和困惑雖然極具挑戰，卻引導我學會這個獲得健康幸福的新方法。

療癒性聯繫

我的療癒之旅引領我直接面對身體的真實狀況，並教導我如何與不適共處、向它學習並與它為友。當我知道皮膚症狀與內在情緒息息相關，促使我檢視和處理那些情緒的根源——也就是促成我不穩定的自我價值感的人際關係模式。了解我的身體以及它固有的療癒力，幫助我與生活中另一個重要面向建立連結，那就是我的人際關係。

我昔日的人際關係有如一片戰場，被迴避和情緒拔河弄得滿目瘡痍。阿萊西歐（Alessio）出現在我的人生中，是我脫離舊有模式的分水嶺。在阿萊西歐面前，我能展現真我。沒有偽裝，沒有面具，除了自己不必扮成任何人。我可以完全誠實地展現自我。這是一種新感覺，我從未在任何一段關係中擁有這樣的安全感。

是什麼使這段關係與眾不同？有別於我以前的關係，我在進入這段關係時，沒有背負著通常會有的期待。沒有條件檢核清單，沒有不可能達到的標準。我並未追尋要和完美伴侶建立完美關係，而是決定尊重現狀，要「與現狀共存」，就像我學會與身體相處的方式。我很努力去信任身體的直覺，不帶預設想法或盤算地傾聽它發送的訊號，而它為我從未體驗過的連結開拓出空間。那與我一向追尋或想像的事物不同，但卻正是我所需要的。

阿萊西歐在我最脆弱的時刻接納了我，這一點發揮重大的功能。即使在我酒糟性皮膚炎發作得最厲害時，他都對我不離不棄。他的愛和耐性證明了我不需要很完美或是有非凡成就，也值得被愛。我開始了解，對我而言在一段關係中真正重要的，不是對方符合幾項條件，而是我們有多麼重視彼此的連結，以及當裂痕出現時有多少意願去費力修補。在阿萊西歐身上，我體驗到全新的無條件的愛，它不要求我作出任何假裝或矯飾。這成為一面鏡子，映射出我自己提供這種愛的能力。我意識到自己也能夠給予這種無條件的接納和愛，不只是對於某人的理想化形象，而是對於站在我面前這個有血有肉的人。

我們的關係並不完美——事實上，即使到現在，我們的關係也是有起有落。不過話說回來，它本來就不必完美。明白原本的我就已足夠，讓我能夠以誠實、信任和接納為出發點去經營我們的關係。我在接納彼此的不完美時，體會到投身於一段關係最重要的部分就是隨時進行修補工作。我不把衝突視為失敗的徵兆，而是開始視其為我們共同旅程中無可避免的部分。每道裂痕都是增進彼此了解的機會，能更加深入溝通，並強化聯繫。

隨著這個新觀點在我心裡落地生根，亦即明白愛是修補和成長持續進行的過程，我意識到這個修補關係的歷程，不只攸關我和阿萊西歐的關係，也能套用在我人生中所有的關係上。

療癒我自己，也療癒我的家族

學習接受自己和我的身體，並在與阿萊西歐的關係中練習無條件的愛，是我個人療癒之旅中的大躍進。不過我的療癒之旅中還有一個步驟——理解我的家族史，對於我現今所享有的安寧和諧發揮了重要作用。

「講故事」是我們家族代代相傳的技能，從我的外曾祖母傳給外祖母再傳給我母親。她們都巧妙地發揮這項技能，不過直到我那身為義大利知名作家的母親寫了一本書講述我們某位女性祖先，我才充分領悟到講故事以及透過這些故事理解我們的傷痛，具有多麼深刻的療癒力量。

我母親的書《汲水工》（*L'acquaiola*）述說我的外高祖母瑪莉亞的故事，她是個非常堅強的女性。在那個年代，社會規範將女性視為男性的依賴者，認為她們較沒有價值，即使她們勤奮且自立。譬如瑪莉亞每天都得從事粗重的勞力活，從水源處汲水送到當地富貴人家的別墅。儘管她處境艱辛，她卻找到聰明的辦法自我表達，過著充實有意義的生活。她的韌性激勵人心，不過這本書也展現出她為了生存付出很高的代價。書中揭露了瑪莉亞的個人犧牲，她的人際關係受到的影響，以及她的人生如何被拖累。

這個故事讓我的祖先們又都活了過來——他們的希望、他們的夢想、他們的掙扎。這些充滿生命力、愛和戲劇性故事的女性，在我閱讀這本書的過程中為我留下強烈印象。隨著瑪莉亞的故事徐徐展開，瑪莉亞的外孫女，也就是我的外祖母的相關記憶，也重新浮上我心頭。

我的外祖母南迪娜（Nandina），我叫她南妲阿嬤（Nonna Nanda），對我來說就是愛、堅強和韌性的化身。她出生於中產階級家庭，是五個兄弟姊妹中的老大，家鄉在南義大利的莫利塞區（Molise）。她是個聰明、敏感、好奇心旺盛的女孩，喜愛上學和學習新知。但那卻即將改變。

一九四三年七月十九日，剛過完十六歲生日不久的南妲阿嬤，人生出現了無法逆轉的變化。當時她們一家人住在羅馬，她正與幾十名女同學一起在學校考試，大家全神貫注地寫著高中期末考試卷。空氣裡瀰漫著期待和潛伏的緊張能量。南迪娜的目光緊盯面前的試卷，一手快速移動，寫下她正專心思考出的答案。但是，就在十一點零三分整，早晨的寧靜被狠狠破壞了。警報聲開始狂響，令人背脊發涼的回音在教室的石牆與年輕學子的心中迴盪。

那天，同盟國投射了超過四千枚炸彈到羅馬，奪走三千條性命並造成一萬一千人受傷。就在一瞬之間，南迪娜所知的世界消失了。她原本繃緊神經準備應考的考試遭到遺忘，因為駭人的生存試煉已經展開。這是她根本不曾報名參加的試煉，也對她造成重大影響，無情地奪去她的青春期，迫使她在區區幾個月之間成長。

她的父親被墨索里尼的法西斯分子擄走當人質，生死未卜。她和家人為了生存而賭一把，立刻逃到莫利塞區的老家村莊。到了那裡之後，他們卻發現自己被困在可怕的進退兩難局面，一邊是撤退的德軍，一邊是進逼的同盟軍。南迪娜與年幼的弟弟妹妹和身懷六甲的母親躲在樹林裡，被迫肩負起保護者和供應者的角色。缺乏食物逼得他們採取極端作法，有時候還得吃樹根止飢，這是南妲阿嬤多年後與我分享的回憶。

她由一個夢想著無限展望未來的聰穎學生，變成迷失在戰爭殘酷現實中的少女，她的夢想碎了一地。然而，即使處於如此巨大的混亂和恐懼中，她還是堅守著一股超齡的毅力，而這股毅力將持續塑造她的一生。

戰爭結束後，南妲阿嬤發現家中的經濟支柱已經垮了。父親原本收入豐厚，現在卻被法西斯分子弄成身體傷殘，無法再像以往那樣供應家庭所需。她無法繼續受教育和追尋原本可能有的機會。在這些困境之下，南妲阿嬤仍設法與我的外祖父建立起她自己的家庭，外祖父在戰時是海軍，後來則成為一名警察。

他們勤奮不懈地打造新生活，搬去北義的米蘭，在那座城市附帶的機會和挑戰中養育三個孩子。他們的故事最鮮明的特質，就是不懈的努力、勤奮工作以及無數的犧牲。她大概終其一生都處於神經系統失調的狀態，總是在對抗戰爭期間那些創傷經驗，在她心中留下的嵌入式警報器。然而，她沒有時間或資源去處理自己的苦難。她必須專注於當前的責任——取得基本生活必需品、供養家庭、養育孩子。生活的嚴峻現實將她推入了求生模式，沒留下什麼空間給別的事。

隨著我深入挖掘這些故事，我開始看出共同的絲線編織出熟悉的模式。我在這些女性的生活中認出了我的困境——永遠不夠好的感覺，永遠都急於證明自己，永遠都在趕趕趕。我終於開始把點連成線了。我醒悟到這些不只是我在對付的個人挑戰，是代代相傳的模式。

這些模式源自於生存永遠受到威脅、生活充滿艱辛的時代。我的祖先們活過了極度窘迫的數個年代，那時候擁有急迫感是必要的生存機制。

我這個家系的女性無福享有安逸感。她們的世界要求隨時保持警覺，以及快速適應變動環境的能力。日積月累之下，這股急迫被鍛鍊成某種自律，一種覺得必須嚴以律己才能生存和保護家人的根深蒂固信念。這種急迫感，這種必須毫不懈怠且對自己毫不寬恕的態度，是隨著故事一起傳承下來的東西。那股必須「夠好」、做得「夠多」的不自主衝動，以及永遠都要有最壞的打算，是一代又一代傳下來，由生存機制轉化而成的嚴格內在規則。弄懂我是如何遺傳到「我必須不斷要求自己做到完美，才值得被愛」的想法，讓我對於為何用如此高到不合理的標準要求自己有了新的領悟。那並不是我本身的缺陷，而是源自求生的遺澤，只是它已不適用。

我在探索這番對先祖的理解時，開始將我學會給予自己的同情，延伸到家系中的每個個人身上。我醒悟到不論結果如何，她們每個人都憑本身的條件盡力而為。有了這層新的體會，我看見一個機會。有個機會能治癒這代代相傳的傷口，能破除沿著我們的系譜一直傳下來的苦難循環。我能決定什麼要繼續傳下去，什麼要在我這裡終結。我的四個孩子可以繼承我們家族中流傳的美麗天賦——對他人的敏感和同理、講故事的藝術、對知識的熱愛、熊熊的熱情、不懈的堅韌——但去除與這些特質相隨的高昂代價。他們可以將我們先祖的遺澤傳下去，然後拋開包袱。

做出這項改變的力量，現在就握在我手中。這是很深刻的領悟：我不只是這項遺澤的接收者，更有力量形塑它、為它重新定義。我擁有療癒的力量。

創立「治癒你的神經系統」

我從十幾年前展開自我探索和療癒之旅，它在我內心引起深刻的蛻變，重塑了我看待自己的方式以及對他人發揮的作用。原本那股填補內在空洞的強迫式需求消失了，取而代之的是令人滿足的完整感、喜悅，以及回饋他人的欲望。

我終於體會到現實：我無法消除人世間的所有苦難。但我能支援正在痛苦掙扎的人，讓他們感覺強壯一些、有力量一些。我想奉獻一己之力，去打造一個我的孩子能在其中成長並感到安全和平靜的世界。這樣的想望引領我創立「治癒你的神經系統」，我在這個空間集結了由臨床醫師、研究員和教練組成的團隊，提供人們一個更簡單的方式去應付療癒失調的神經系統種種複雜的狀況。

「逆轉神經系統失調的五階段計畫」永遠都沒有完成收工的一天，不過那些階段會愈來愈融入生活。我個人的療癒和成長之旅仍在進行中。每獲得新的洞察，每向前一步，我的目標始終都是為其他人簡化路途。我曾面臨的挑戰和困惑，現在都形塑了我們在「治癒你的神經系統」提供的支持，以及我在本書所寫內容的架構。

在我想要協助創造的世界上，所有人在踏上療癒神經系統的旅程時，都不必感到迷失或孤單。

與你的祖先建立連結

想像你站在無邊無際的大地上。當你朝一側回頭一望，你看到排成一列沒有盡頭的女性，她們都是你的母親，由母系先祖連成的長鍊，在時光中向後延伸。你的粒線體是細胞的發電所，在彈珠台效應中扮演重要角色，而粒線體裡面繼承了直接來自母親的DNA，完全未受到父親影響。她也是直接由她的母親遺傳而來，以此類推，一路回溯到遠古時代。

粒線體DNA確實會隨時間改變或突變，因此你並非與你的外玄祖母擁有完全相同的粒線體DNA，但它不會像你由父母繼承而來的大部分其他DNA一樣，每過一代都經過混合與重組。科學家運用粒線體DNA分析，發現目前在世的所有人類至少有一個共同的母系祖先。他們稱她為「粒線體夏娃」，並估測她是十五萬年到二十萬年前的人類。當你想像回頭望向協助創造你的那長長一列母親，最終你會看見粒線體夏娃。你是這條向後延伸數千代、壯觀而完整的鍊條中的一環，它可以一路追溯到我們共同的外祖母。

現在，再朝另一側回頭望去。你看到由男性組成的長長人龍，那是你的父親們。正如同粒線體DNA只會由母親傳遞，決定你父親性別的Y染色體也像接力賽中的接力棒一樣，由父親直接傳給兒子。你的家系也包括至少一位全人類共有的祖先——科學家稱他為「Y染色體亞當」，並估測他是十八萬年到三十萬年前的人類。

我們全都互相連結，被共同祖先的絲縷綑在一起。這提醒了我們共有的人性和人類物種歷久不衰的歷程，讓人感到謙卑。這無數世代的男性和女性用愛、遊戲和苦力來生存和生育，他們的遺澤現在也包括你在內。

記得，你身上所攜帶的不只是過往挑戰的回音，也有祖先的堅強、韌性和療癒力。讓你的祖先在豐饒時興旺、又能撐過人類歷史必經的巨大苦難的那股精神，現在也是你的人生故事的一部分。它構成你之所以為你的一部分。也許這種韌性精神也在你的神經系統裡欣欣向榮。願你永遠記得，你站在無數世代的肩膀上，而他們可是歷經險阻一路闖到了現在。

在你深化與祖系以及與你自己的連結時，也等於提升了與生活中其他人以同理心相連結的能力。你祖先們的韌性強化了你的力量，為你現今的互動模式注入同情和理解。

小練習

進行一趟系譜之旅

幾年前我參與了尼爾・艾斯特曼（Nir Esterman）所主持的一項練習，他是家族系統排列（family constellation）和代際創傷（intergenerational trauma）方面備受尊敬的教師和輔導者。那次經驗讓我產生很深的共鳴，激勵我將學到的課程修改為自己的一項練習。這項練習能對你的神經系統發揮深刻的療癒效果，能從系譜汲取韌性，並放掉造成失調的最深層根源。

在準備要開始這項練習時，請牢記切勿逼迫自己面對令你痛苦的回憶。用溫柔而同情的態度對待自己。千萬別忘了，你的旅程由你掌控，若是狀況變得難以負荷，退後一步完全沒問題。

1. 閉上眼睛，想像你昂然而立，且對周遭環境能夠明確覺察。將注意力集中在身體知覺上：你的實體存在，你可能體驗到的情緒，以及來來去去的思維。記下你的注意力都飄向什麼地方。不管你體驗到什麼，都順著它去。

2. 讓你的心智引導你前往某位祖先的人生中，所發生的極度艱困的事件。這個事件或許是創傷性壓力源，也可能是他們面臨的重大挑戰。將這個發生過的歷史事件放置到你身後空間，某個你覺得合適的位置。不過你不要實際接觸它——只要認知到它的存在與它的影響就好。再次檢視身體狀況，留意你對這個歷史事件的認知如何形塑你當前的狀態。你腦中的影像可以用任何你感到自在的形式呈現。只要記得，重點不是沉浸到事件的具體細節中，而是持續聚焦於你的身體反應，並保持正念式呼吸。

3. 想像家族中經歷過這個困境的祖先樣貌。真正經歷事件的人是對方，不是你。對方的試煉或許在你身上遺留下印記，但事件發生時你不在現場。留意將祖先納入覺察時，身體受到什麼影響。做個深呼吸。

4. 準備好更深入探索系譜。朝系譜更久遠的方向望去，超越那位經歷過這場艱困事件的祖先，追溯到某個比他們更早出生的人，或許只早一個世代，也可能更早之前。回溯一個個世代，直到你找到一位未受這場艱困事件影響的祖先。你或許對那位祖先一無所知，卻相信你的家族中曾有一個人未受到這場特定事件的折磨。

5. 深呼吸，想像經歷過這事件的祖先說：「你是我的孩子，這個困境屬於我。我熬過去了。我因它而受苦就夠了。」想像祖先告訴你，現在他們可以應付，你不再需要扛著。

6. 再度確認身體狀況。想像這些事如何影響你的身體？你能藉由想像和連結祖先的過去，來撼動家族的故事，使它不只是煎熬的來源，也能帶來健康和療癒。當你想像那位祖先有了許多強健祖先的支持，而能獲得足夠的力量和勇氣，將他們受過的苦難一肩扛起，你便取回了主導權。你能控制由祖先繼承而來的那一袋禮物與負擔。你能選擇優雅地接受禮物並完成祖先未能完成的療癒循環，同時將負擔送回它們該在的過去。

練習已接近尾聲，請深呼吸。輕柔地將覺察帶回當下，感覺身體坐在椅子或是雙腳踩在地板的重量。讓身體伸展一下，感覺周遭的空間。讓這趟穿越時光的旅程，連同你所觸及的所有韌性和力量，都沉澱在心中。

第 13 章

適應困境並激勵他人，就像羊齒草一樣

二〇一九年七月，我的伴侶、孩子和我在酷暑中前往義大利探親。當時我的療癒之旅已持續數年，其中充滿高低潮，也要兼顧養育幼兒、維繫長期關係和處理工作。

當時我懷胎六個月，是我們的第四個孩子；我渾身都是濕黏的汗水躺在床上，讀到一本令我大為震撼的書。我原本就感覺自己與自然有著強烈聯繫，也對環境議題懷抱熱切興趣，但傑姆・班代爾（Jem Bendell）的書《深度適應》（*Deep Adaptation*，暫譯）與我直球對決，要我面對因即將到來的氣候災難所引發的情緒折磨。想到這場危機，我不禁為孩子的將來生出一股深沉而心碎的悲慟和焦慮，這是我從未有過的感受。

在我治癒失調之前，應該無法直接面對人類環境崩毀所帶來的焦慮。不過由於我已走過自己的療癒之旅，而醒悟到我能以清晰的頭腦和開放的心胸看待這個主題。我所感受到的深刻震撼像是喚醒我的警鐘，驅使我更深入鑽研這項議題。它使我下定無比的決心，要弄清楚我能如何將個人力量添進整體解決方案中。儘管我的乍然反應是悲慟與困惑，但我能夠恢復鎮定，挾著一股新的動力去處理危機。

當我與懷著相同憂慮且與想法相近的人互動，我察覺一種令人訝異的模式：許多人都和我一樣，極度敏感又充滿關懷。我們共同的敏感度不但能幫助我們在**智識上**了解環境危機，還能更進一步：我們的身體也深切感受到它的嚴重性與生存威脅。這種敏感度將我們的憂慮轉化為共同的急迫感和責任感。就好像我們的集體同理心都接收到了地球的求救訊號，並聽見了無法置之不理的行動召集令。

這次的經驗使我獲得深刻的體悟：個人的療癒與集體的韌性是深切交織的。正如同我們個別的神經系統能在創傷性壓力源後重組和治癒，我們的在地與全球性社群也能治癒和重組。而在我們治癒個人的時候，也會在範圍更大的群體中激起改變，最終讓更強韌、更有參與度的整體社會得以誕生。

面對痛苦、悲傷和恐懼不只是個人的功課——而是認知到生命互相連結的神聖使命。**我們面臨的每道難題、每個恐懼、每次失去，都會形塑我們。這些經驗可以打開我們的心，迎接任何生命體都要面對的困境**。它們讓我們在世間所有混亂和苦難中，被鍛造成為理智和憐憫的燈塔。在我們由求生進展到繁榮的過程，我們向社會和環境激起了一連串責任的漣漪效應。我們不只是療癒自己——我們也為療癒世界貢獻一份心力。

看出這種互相連結，以及每個人的神經系統調節和敏感度對世界的重要，激勵我創立「治癒你的神經系統」社團。我們的社團由全球充滿活力的一群人組成，他們在專業團隊的用心支持下，致力於療癒自己的神經系統。我們是一個充滿同情心的空間，所有個人能在此更加了解自己的身體和心智，並獲得支持、找尋其獨特的療癒之道。不過「治癒你的神經系統」社團的任務超越了個人的療癒，我們更大的目標是個人進行的所有成長和療癒，會在我們的區域性和全球性社群促發集體韌性，並強化我們與地球的關係。社團的力量被每名個別成員的療癒之旅放大，激勵我們所有人，駕馭我們當代更廣大的挑戰並發揮正面影響。

隨著你的神經系統調節得更好，你可能會愈來愈能清楚感覺到自己，不只是一個獨立的神經系統，而是隸屬於擴及全世界、更廣大的神經系統。彷彿很久很久以前，我們的祖先集體失憶，忘了我們與萬物是緊密交織的，而現在我們以單一神經系統為單位，一個一個慢慢想起，我們其實不是獨立個體。這項領悟可以深深感動人心。意識到自己從不曾與生命脫節，你固有的連結性只是被遺忘的真相，只是受到時間和世代所掩蓋，這讓人如釋重負。

這項具療癒力量的領悟，經常伴隨淚水而來。因為當你認知到多年來的痛苦與磨難，其實都來自你以為自己始終孤立絕緣，可能會感到強烈的悲傷，尤其是你發現仍然有許多人在與這種孤絕感纏鬥。

隨著時間過去，你愈來愈明白我們之間那股群體的相互連結，便會自然而然想要幫助他人。你為了調節神經系統而鍛鍊出的各種技能，能在許多方面應用於更廣大的神經系統，包括你的家庭、社群、社會和全世界。正如同療癒神經系統能在生活中培養安全感、連結、意義與韌性，你也能將此法導入集體中去調節，在我們更廣大的世界中培養同樣的特質。

在本書開頭，我拿羊齒草來比喻調節良好的神經系統。羊齒草在壓力下能彎折並迅速回復原狀，調節良好的神經系統也一樣。不過羊齒草還有更深的寓意。氣候學家賈克琳・吉爾（Jacquelyn Gill）在〈小行星與羊齒草〉（The Asteroid and the Fern）中寫道，地球史上發生重大滅絕事件後，例如兩億五千兩百萬年前的「大死亡」（Great Dying）災難，是由羊齒草這類物種幫助地球重現生機。羊齒草的韌性示範了無論機率多低，在災難後生命都仍頑強存續，甚至還能欣欣向榮。

我們的神經系統就像羊齒草一樣有韌性。即使經歷可怕的事件，神經系統都有能力將生命帶回你的身體，而且還會一併帶來更多智慧和同情。同樣地，在家庭、社群、社會和全球層級，我們互相連結的神經系統即使遭遇最可怕的狀況，也能回彈到原狀。我們當前的危機不只可以視為威脅，也是挑戰——是重新想像和重新塑造世界成為更好樣貌的契機。

我們正活在人類史上一個前所未見的章節。如果你很敏感，這些問題的嚴重性可能令你難以承受。你或許在想：**對於比我自己大這麼多、複雜這麼多的狀況，我又能帶來什麼改變呢**？身為高敏感人，你握有這個世界迫切需要的天賦。你具備獨特的深度同理心和觀察力。你的神經系統經過微調，能注意到環境中的細微變化、深入處理資訊，並強烈地感受情緒。這些特徵讓你能更敏銳地看出我們最急迫的挑戰。你可能感受到深切的社會責任和環境責任。

不過同樣這些特徵會導致你對世間的苦難有更強的反應，因此你會更容易感受到壓力和情緒耗弱。正如同「大死亡」過後欣欣向榮的羊齒草，擁有彈性良好神經系統的高敏感人能夠克服逆境。你可以將深切的同理心和情緒覺察力，導向有意義的行動，將你對世界的關切轉為改變的催化劑。

你不但能利用自己獨特的特質，從最大的危機中倖存，更能將危機變成轉機，讓事情變得更好。你的角色就像羊齒草，可以發揮破土再生、汰舊換新，將世界重新想像成更好樣貌的功能。達到良好調節的神經系統，並將這個調節狀態延伸到彼此相互連結的世界，延伸到更廣泛的層面，雖然這條道路走起來可能充滿障礙、挫折和未知。黛比·查克拉（Debbie Chachra）是歐林工程學院（Olin College of Engineering）教授以及時事通訊網站 MetaFoundry 作者，她運用「騎登山車」這個妙喻來說明你能如何面對這樣的未知。如果你熟悉騎登山車是怎樣的運動，就會知道行車路線往往令人望之卻步，滿是石塊、樹根和難以預測的彎道。駕馭這個高挑戰性路線的關鍵，是目光緊盯著「那條線」，也就是你想要走的路線，而不是擋在路上的大石頭。一旦你把注意力放在大石頭上，大概就會撞上去了。

將焦點集中在路徑上那些似乎無法克服的障礙實在太容易了，你因此而被恐懼和不確定給癱瘓。我剛讀完傑姆·班代爾的書之後兩、三個月，就是處於這種狀態。無望的虛無主義似乎要吞沒我，誘惑我完全撒手不管。但我先前療癒神經系統的努力成了我的救命索。在身體接收了因氣候危機引發的情緒痛苦而承受的初始震撼後，我將目光放在「那條線」上，並練習一直集中注意力在此。我知道無論前方的路有多麼艱辛和難以預測，只要我持續關注前方的路，避免關注各種反烏托邦式的未來可能，我就能貢獻一己之力打造新世界。

套句查克拉的說法：「我們能夠一起學習看著那條線。因為絕對有一條道路通往對所有人而言都更美好的未來，一個永續、強韌且公平的未來。但我們必須學會看見它，持續關注它。」

持續關注它。你透過療癒神經系統而發展出關注力的同時，也打造出以同情和智慧面對逆境所需的內在工具。你的良好調節狀態結合對他人的敏感度，會將自己置於協助領路的位置。你不只是能夠看見「那條線」，更有能力激勵他人也看見它並跟著它走。

每個人都擁有獨特的天賦，並能與別人分享。你的獨特特質是世界迫切需要的，但未必總是能那麼直截了當地發掘你的獨特角色。那不是憑空就能辦到的事，你得跟著「那條線」走，它才會逐漸明朗。當你沉浸在生活中，對環境保持開放和關注的態度，它就會浮現了。

自然學家莉安妲．琳恩．霍普特在《根深蒂固》中寫道，我們獨特的力量「無法指定、無法剝奪，甚至無法憑思考無中生有。不過它能受到傾聽——與野性地球進行的一段草根性、持續性、交互性對話——於內是善於接納的靜定，於外則是充滿創造力的行動」。霍普特指出，我們參與的方式有無限多種——由繪畫、歌唱或寫作等藝術表達，到為集體療癒作出更直接形式的貢獻，例如環境運動、爭取公平正義，以及養育強韌的下一代。由透過園藝、農耕或輔導來關懷我們身邊的人和環境，到藉由政治或從事有意義的事務，來關懷互相連結的大型社群。沒有任兩條路是完全相同的。每個人的貢獻都有如生命本身一般多元和獨特。

療癒神經系統讓我們能夠有韌性地面對人生的挑戰，而這種韌性就是我們最重要的工具，為家庭、社群、社會和全世界帶來更廣泛的療癒。

永遠都別忘了，身為高敏感人，你的深度同理心和敏銳觀察力使你成為強勁的變革力量。你的敏感度不是負擔——而是優勢。用勇氣和信心善用它來度過這充滿挑戰性的時代吧！

小練習

引領變革：高敏感人的機會

1. **接受生存危機**：身為高敏感人，你可能更深切體會到生存危機的重量。這沒關係。運用你獨特的敏銳去激發希望、敬畏與韌性。記住，每個危機都是成長的契機。
2. **主動出擊**：身為高敏感人，你擁有根深蒂固的社會責任、道德責任、環境責任意識。將這份意識化作行動，只要能抵銷傷害並促進自己和社群的療癒，行動的規模大小都無所謂。
3. **擁抱你的悲傷和恐懼**：這些都是面對失去的自然反應。你的感受或許很強烈，我在本書分享的練習有助於調節神經系統，在壓力來臨的時刻使你安定。將它們當作稱手的工具。

4. **勇於對抗刻板印象**：有時候社會大眾會將高敏感視為弱點，別相信這種說法。你的敏感度是強項。去找尋支持性社群，例如「治癒你的神經系統」社團，那裡的人會重視你的深度同理心和觀察力。
5. **悅納蛻變**：身為高敏感人，你擁有迎接深刻改變的可觀量能。將療癒歷程視為重新校準情緒反應和建立韌性的機會吧。
6. **超越求生**：欣欣向榮不只是要挺過狂風暴雨——還要學會在雨中跳舞。用你遭遇的挑戰作為成長的燃料，創造與生命之間更深層且更勇敢的連結。
7. **沉醉於互相連結**：讚頌萬物之間神聖的連結性。你的情感深度證明了這種連結性。利用這項深刻的理解來促進療癒、韌性和有意義的改變。

後記

我們在這本書裡共同探索了許多層面，深入鑽研神經系統健康領域，並專注討論所有感覺都更強烈一點、能察覺或許受到其他人忽略的事情的人。儘管有時這種敏感度感覺像是負擔，我相信那卻是你最大的優勢之一。

在讀遍各種研究、回顧個人經驗，以及汲取各領域專家的智慧，再加上「治癒你的神經系統」社團分享的經驗之後，我現在相信高敏感儘管有其潛在的生物性成本，卻仍因為它對我們的生存至關重要，而一代又一代地保留下來。

我知道這像是信口開河的說法，讓我仔細說明。

由演化的角度來看，我們那些高敏感祖先受到強化的警醒度，可能幫助他們率先發現環境中的危險或變化——樹叢中掠食者的沙沙聲、風中挾帶的暴風雨氣味、植物外觀幾乎難以察覺的變化，顯示它已成熟到可食用了。這不但提高他們本身的存活機率，更有助於保護整個社群。

敏感度不只是生存工具，也能發揮連結的作用。高敏感個體由於有更強的同理心，能創造更深層的聯繫，並強化社群的團結和韌性。他們經常扮演和事佬和協調者的角色，促進社會和諧。他們理解他人感受與觀點的能力是無價之寶，能培養團體中的同理、理解與合作——這都是社會存續與進步所必需的。演化讓高敏感人得以生存，並將這個特徵傳給未來世代，背後有充分的理由。不過除了單純的生存理由外，我相信敏感度還有更崇高的使命。

在我們凡事講求效率的現代社會，我們總是在追求「健康優化」（health optimization）或是成為自己的「健康駭客」（health hacking）。但真正的健康並非生產力的線性測量值，或是飲食與運動的完美結合。它是健全與連結的狀態，一種**歸屬感**，隸屬於超越個人存在的廣闊生命網。

生命的重點在於連結——從大腦中迸發的神經網絡，到為我們的生活帶來愛、意義和深度的社會聯繫。除了這些有形連結之外，還有一種更深層的連結，一種將所有生命體與無生命體連在一起、充滿萬物之間的連結。這種連結不是哲學概念，而是基本現實，並且對我們的幸福與健康有深刻意義。

為了理解這個概念，可以用全景效應（overview effect）來思考——全景效應指的是太空人從太空看見地球時，所體驗到的認知與情緒方面的重大變化。他們往往會形容那是一種令人難以招架的整體感，深刻地理解到我們全都在這小小的藍色星球上同舟共濟，互相連結。他們的自我意識有了轉變，眼中的世界有了新樣貌，成為團結相連的整體。太空人有時會提到令人震懾的一幕，那也是全景效應的一部分。當太陽從地球後方落下，會照亮地球上方一層薄薄的藍色氣輝（airglow）——那是地球珍貴的大氣層，是我們星球保衛生命的防護罩。由太空看去，就像是一條緊貼地球曲面的纖細藍色束帶，被後方無垠的太空襯托得無比明顯。每個生命、每個故事，人類史上發生過的每個事件，都被這窄窄的大氣層包在裡頭。這細緻的邊界框住了我們的集體過去和未來，同時象徵我們的脆弱和固有的強韌。

太空人看見這條線的時候，往往體驗到強烈的敬畏感、脆弱感和保護欲。他們所看見的藍色氣輝不只是一條線；它也證明了我們真實存在，是在宇宙難以想像的廣闊與空無中，保存生命的脆弱庇護所。

身為高敏感個體，你天生有能力體會這種共有經驗、脆弱感和歸屬感。你不需要搭上太空船才能感受那種互相連結性。你的敏感度讓你能直覺地理解這個真相。而這成為一座橋、一個連接器，引導其他人理解我們都是互相連結的。

當你站在領導者的位置上，你的同理心和直覺力是可貴的工具，幫助你了解集體需求。你在領導時可以提供願景，你會重視團隊的向心力更甚於個人的成就。當你成為父母，你的敏感度為孩子培養出同理心和覺察力，栽培出一個理解且珍惜我們相互連結的人性的世代。你的敏感度可以是改變的催化劑，為倡議、政治、非政府組織、地方社群等領域的重要議題吸引關注。在創意產業，你獨特的觀點，能產出描繪人類經驗互相連結的藝術作品。在靈性社群，你的敏感度能培養整體感，深化我們對於自己在這蒼茫天地間立於何地的集體認知。

你的敏感度不只與你有關，更與我們全部人有關。它要避免人類認不清真正重要的事——我們的互相連結性、我們在大氣層這細細的藍色氣輝內共同的家園，以及我們保衛它的共同責任。

接受隨著這份禮物而來的挑戰吧。持續在生活各個層面中創造、連結和激勵。別忘了，你的敏感度是橋梁，能通往連結性更強的世界。

接納它。滋養它。讚頌它。

致謝

此刻我已跨越寫完一本書的門檻了，這才深切體會到為什麼有些書的謝詞中，作者會說自己是靠全村的力量才把書寫出來的。這本書有如一座森林，來自許許多多種子的貢獻，封面上卻只寫出我的名字。

感謝我的伴侶和精神支柱阿萊西歐（Alessio），你堅定不移的愛與支持是這本書的基石。你一而再地以行動展現忠誠，遠勝過任何言詞。你扛下了額外的責任，照顧我們的孩子，且對我展露無限的耐心，尤其是我得加班撰寫這本書的漫長數月。我已體會到寫書幾乎會榨乾人的精力，讓我無法顧及周遭的人。謝謝你的耐心，謝謝你擔任我們孩子的優秀爸爸，我所希冀的莫過於此。我愛你。

感謝 Anais、Lelia、Amal 和 Ariel，你們每個人的誕生都是我人生中美麗而興奮的新章節。我已明白我的安全感與你們的安全感是交織在一起的——這項領悟讓我打從骨子裡感到震撼。你們已成為我的指引星，從你們出生的那天起，便影響了我的決定、行動和人生目標。

成為你們的母親也代表要跳入感覺處理敏感度的世界，它會顯現於你們的行為中。由於你們四個在不到五年的時間都蹦了出來，這簡直是個大挑戰！我很幸運，擁有職能治療師 Georgina Ahrens 這樣的專家指導，我深深感謝她。在你們身上發掘感覺處理敏感度不只是一堂教養課，更像是在照鏡子，它讓我用新的視角看待自己的身體和神經系統，讓我以從未想像過的方式認識自己。

感謝我的父母，你們持續的支持與鼓勵總是推動我前進。你們的影響滋養了我對探索與知識的好奇和熱情。為了這一點，也為了你們給我的愛，我真心感激。謝謝你們。

感謝我的姊妹 Gaia、我的表姊妹 Marina、我的舅舅 Ettore，以及我們家族所有其他成員，包括我們美妙的保姆 Mira 和 Wayan，你們堅定的愛和我們共有的聯繫總是溫暖我的心。謝謝你們的陪伴，以及讓我們的家族成為現在的樣貌。

特別感謝阿萊西歐的家族，他們將我視為一分子。

感謝我的外祖父母南妲阿嬤、Pino 阿公（Nonno Pino），祖父母 Teresa 奶奶（Nonna Teresa）、Giovanni 爺爺（Nonno Giovanni），以及所有在我之前行走於世的祖先，是你們奠定了基礎，讓今天的我能昂然而立。Grazie per avermi dato ali per volare, radici per tornare, e motivi per rimanere（謝謝你們給了我翅膀能飛翔，給了我根源能回歸，給了我理由能留下。）

你們的遺澤在這些書頁和我的心中繼續存活。

感謝在我的旅程中造成深刻影響的導師與嚮導：

喬許・科達（Josh Korda），你堅定的支持、坦白的誠實和溫暖的感情都是引導我的明燈。謝謝你總是在生活中陪伴我。

傑瑞・科隆納（Jerry Colonna），你的友誼是項珍寶，你關懷的天性在我的人生中產生重大影響。謝謝你無比的善良與同情。

Roberto Bonanzinga，你的教導和我們真摯的友誼，是我個人旅程以及創業旅程中的砥柱。你不變的支持不只是決定了結果——還賦予我珍貴罕有的自信心。謝謝你。

Salvo Mizzi，在我才剛踏入職場時，你就給我信心和支持，那正是我需要的催化劑。謝謝你相信我。

Adriano Pala，你陪我度過重重難關，向我保證我並不孤單。謝謝你堅定的支持。

Ali Schultz、Kathy Cherry 和 Cara Dinley，妳們女強人式的領導風格激勵了我。妳們的友情和指導成為我迫切需要的支持系統，有妳們這些朋友我真的很幸運。謝謝妳們。

感謝我珍愛的好友：Matilde Angelucci、Elena Morollo、Anita Schimdeg、Ron Elba、Mercedes Hurtado、Marina Trifogli、Paola Regina、Marco Castelnuovo、Alberto Picci、Tejpaul Bathia、Alessandro Colombo、Rudy Ricchizzi、Luca Babini、Morten Laukness 和不及備載的許多人——你們在我的生命中有如一座庇護所。你們給了我一個可以做自己的空間，且被和諧、安全、呵護與無條件支持給環繞。無論走過高峰低谷，你們都陪在我身邊，為此我永遠感激。謝謝你們。

還有更多導師和朋友藉由支持對我的人生發揮重要影響。儘管我未能在此遍舉諸位的名字，希望知道你們都是我所珍視的人。你們的影響我都好好收藏著，在我滿溢感激的心中都有你們的位置。

感謝遍布全球的「治癒你的神經系統」充滿活力又激勵人心的社團，我總是為你們對個人療癒的投入以及你們每個人進行的蛻變之旅感到敬畏不已。你們共同的熱情不只為我們的社團提供燃料，也為全球運動點亮了火花。謝謝你們陪我走這條路。

感謝「治癒你的神經系統」了不起的幕後團隊：我們的營運主管 Gina Johnson，妳的奉獻精神與工作能力只能用卓越超群來形容。我很期待看到我們共同的旅程會走到什麼地方。

Elizabeth Stratton、Daniel Suciu、Lara Hemeryck、Maryanne Taylor、Morgan de Klerk、Fabricio Yutaka、Ryan Bentley、Federica Tucci 以及我們團隊所有成員：你們以獨特的才華、熱情與精神灌注在我們的任務中，成果有目共睹。Mercedes Hurtado，你以優秀的創意將我們的想法轉譯為吸睛的視覺效果，對於傳達我們的訊息功不可沒。我很感激 Daniela Schrittenlocher 針對社群媒體所有事務的寶貴指導和專業建議。我還要向我們了不起的教練們致上最深的感謝：Cara Dinley、Kathy Cherry 和 Josh Kelly。你們為我們社團的付出是每天都歷歷在目的，尤其在我寫作本書期間，你們堅定的支持更是無價之寶。謝謝你們。

還要向我的書籍團隊致上大大的衷心感謝，就從我的朋友兼合作者 Josh Kelly 開始。你了解我的想法並協助形塑它們，真的非常可貴。每一頁都有你的痕跡，你不只是一個優秀的編輯，而往往是驅使我做到最好的教練。因為有你參與，這本書獲得了長足的進步——有你加入真是我的幸運。而且你的角色不限於編輯，你和 Lara Hemeryck 為本書作的研究貢獻甚鉅。你和 Lara 不辭勞苦地蒐集、檢視和分析每一項數據資料，對科學精確度的熱情不亞於我。為此我深深感激。

也要誠摯感謝 Jill Alexander。妳在我最出乎意料的時刻，將這本書的種子種進我的腦海，並持續不懈地灌溉它，直到我準備好讓它開花。妳甚至在我完全投入之前就對這個計畫深具信心，是我的燈塔。

誠心感謝我的經紀人 Stephanie Tade。妳信任我這個寫作圈的新手，對我的意義之深我難以言喻。妳迅速投入、穩健專業且堅定支持，使這令人卻步的計畫感覺上有了實現的可能。知道有妳在我的團隊中，賦予了我所需要的信心。謝謝妳在這趟旅程中站在我身旁。

感謝 Mary Cassells 堅定且堅持地編輯這份稿子。妳的洞見、勤奮和語言才能真正精煉了這本書。

我也想感謝我的出版商 Erik Gilg，你始終相信這本書的潛力，再加上你的支持，都是它能誕生的重要原因。謝謝你參與這趟奇異的旅程。我要向 Quarto 出版社整個團隊大喊一聲謝謝，包括 Giuliana Caranante 和 Todd Conly，以及所有幕後工作人員。你們不辭辛勞的努力將本書由一個概念化作現實，你們的努力不會受到忽視，我真心感謝。謝謝你們所有人。

最後，我要將感謝擴及全世界所有認真努力的科學家、醫師和研究員。你們從我兒時起，就激發我對科學和醫學的熱愛。我在本書中使出渾身解數來向你們的工作致敬。謝謝你們在這廣大的宇宙中成為我們的指南針。

CIRCLE 6

向內修復

五階段神經系統療癒計畫，從根源告別內耗，建立穩定身心

Heal Your Nervous System: The 5-Stage Plan to Reverse Nervous System Dysregulation

作　　者　林妮雅・帕莎勒（Dr. Linnea Passaler）
譯　　者　聞若婷
封面設計　郭彥宏
內文排版　葉若蒂
特約主編　徐詩淵
責任編輯　何韋毅
專案行銷　許人禾、李夢
副總編輯　何韋毅

出　　版　行路／遠足文化事業股份有限公司
發　　行　遠足文化事業股份有限公司（讀書共和國出版集團）
地址：231 新北市新店區民權路 108 之 2 號 9 樓
郵政劃撥帳號：19504465 遠足文化事業股份有限公司
電話：（02）2218-1417；客服專線：0800-221-029
客服信箱：service@bookrep.com.tw

法律顧問　華洋法律事務所　蘇文生律師
印　　製　中原造像股份有限公司
出版日期　2025 年 7 月／初版一刷
2025 年 9 月／初版三刷
定　　價　550 元
I S B N　978-626-7244-96-8（紙本）
978-626-7244-94-4（EPUB）
978-626-7244-95-1（PDF）
書　　號　3OCI0006

著作權所有・侵害必究
特別聲明：有關本書中的言論內容，不代表本公司／出版集團之立場與意見，文責由作者自行承擔。

Heal Your Nervous System: The 5-Stage Plan to Reverse Nervous System Dysregulation © 2024 Quarto Publishing Group USA Inc.
Text © 2024 by Linnea Passaler
First Published in 2024 by Fair Winds Press, an imprint of The Quarto Group.
All rights reserved.

國家圖書館出版品預行編目資料

向內修復：五階段神經系統療癒計畫，從根源告別內耗，建立穩定身心／林妮雅・帕莎勒（Linnea Passaler）著；聞若婷譯 .-- 初版 .-- 新北市：行路，遠足文化事業股份有限公司，2025.07
336 面；17×23 公分
譯自：Heal Your Nervous System: The 5-Stage Plan to Reverse Nervous System Dysregulation
ISBN：978-626-7244-96-8（平裝）
1.CST：神經系統疾病　2.CST：心理衛生
415.9　　114006342